임상 한방차

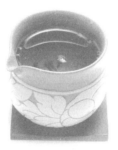

임상

한방차

경제발전과 더불어 건강에 대해 관심이 많아졌는데다 의학의 부작용과 한계성으로 대체요법, 식이요법 등 제3의 방법을 많이 시도하고 있다. 국민의 요구에 부응하듯 각종 요법이 우후죽순으로 생겨나고 있지만, 논리상에 있어 신빙성이 떨어지는 것도 많고, 또한 법적인 제도가 정비되지 않아 부작용을 낳고 있는 실정이다.

질병은 식생활, 생활습관, 의약품의 발전과 상관있기 때문에 시대에 따라 변한다. 특히 병균은 항생제에 따라 변종한다. 최근 사스, 신종 인플루, 슈퍼바이러스 등이 생긴 것도 항생제의 남용으로 인한 후유증이 아닐까 생각한다.

임상에서 항상제는 필수적인 약이지만 모든 병에 필수적으로 필요한 약은 아니다. 상당부분 질병은 항상제에 의존하지 않고도 완치시킬수 있다. 항생제 사용을 자제한다면 환자의 건강은 물론 병균의 변종을 예방할 수 있고 인류의 건강증진에 많은 도움이 될것이다.

식품도 생산과정 중에, 혹은 가공과정에서 많은 화학약품, 첨가제를 사용하는 것은 공공연한 사실이다. 이 화학물질이 표면적으로는 무해하다고 하지만, 장기간 사용하면 체질에 영향을 미치는 것은 당연하다. 그 중에서 특히 심각한 문제가 되는 것은 농약, 호르몬제, 항생제, 유해색소

등이다. 화학적인 물질로 인한 질병을 화학적인 약으로 치료한다는 것은 '이독공독(以毒攻毒)'의 방법인데, 결국 신체를 손상시키는 것은 마찬가지이고 후유증이 남을 것이다.

간단한 질병에는 한방차로도 충분히 치료할 수 있고, 양약(洋藥)과 같이 복용하면 치료기간을 단축시키거나 부작용을 줄이는데 도움이 될 것으로 생각한다.

이 책에 수록된 한방차들은 임상을 근거로 하였고, 한의학 교재에 수록된 것을 식품에 가깝게 재정리한 것들이다.

또한 최근 약리실험에서 안전성이 검증된 것을 선정하였고, '참고'란 통하여 독자의 이해를 돕도록 하였다. 최선을 다했지만 부족한 면이 많을 것으로 생각하고 독자의 의견을 겸허히 받아들이겠다.

끝으로 항상 물심양면으로 도와주시는 부모님과 아내에게 감사하고, 주말에도 놀아주지 않는다고 불평을 털어놓는 아들, 딸에게 미안하게 생각한다. 그리고 출판에 있어 항상 많은 조언과 격려를 해주시는 한올출판사 사장님께 감사의 마음을 전한다.

저자 김용현

●● 일러두기

　지구상에는 여러 가지 의학이 존재한다. 그중 사람들로부터 어느 정도 인정받고 있는 것은 양의학, 한의학, 대체의학이 아닐까 생각한다. 그중 한의학은 수천년의 역사와 독특한 이론체계를 가진 의학이다. 현대 과학의 토대로 보면 허구라고 인식하지만, 그 논리와 재료로 질병을 치료한 경험도 배제할 수 없고, 고대적인 이론을 깊이 연구해보면 상당부분이 현대의학과 동일한 시각을 가지고 있는 것을 알수 있다.

　질병 예방이나 치료를 위해서는 생리학, 병리학 정도 알아야 가능하다. 특히 치료를 목적으로 한다면 진단학까지 알아야 응용이 가능하다. 한방차를 자유자재로 응용하려면 한의학의 기초적인 지식은 물론 본초학까지 알아야 한다. 이런 이론적인 근거없이 남말만 믿고 따라 먹는 것은 아주 위험하다. 특히 최근 밝혀진 바에 의하면 과거에 인식한 약의 효능에 오류가 많다. 그렇기 때문에 신빙성없는 남말만 믿고 생약을 그대로 복용하는 것은 위험천만한 일이 아닐수 없다.

　작년에 필자가 저술한 〈웰빙 한방차〉에 보면 생약의 현대적인 약리, 임상에 대해서 많이 수록되어 있고, 특히 부작용에 대해서도 다양하게 실려있으니 참고하기 바란다.

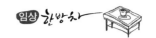

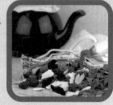

제장
서론

제1장 서론

한방차의 정의는 한의학적인 이론을 근거하고, 전통적으로 사용해 온 한약 재료로 만든 차를 말한다.

상기의 정의에는 두 가지 의미를 포함한다. 첫째는 이론에 관한 것이다. 최근 한방차를 많이 애용하는데, 각종 자료를 보면 한의학적인 이론은 점점 줄어 들고 있고, 대신 양의화된 내용들이 판을 치고 있다. 인삼을 예를 들면 인삼이 함유한 사포닌(Saponin), 진세노이드(Ginsenoside), 식물성 스테롤(phytosterol), 폴리아세틸렌(polyacetylenes) 등을 나열하고, 각 성분의 작용은 설명하고 있지만, 고대 인식한 한의학적인 내용은 간과하고 있다. 한의학적인 이론이 다 맞을 수는 없지만 몇 천년의 경험도 무시할 수 없다.

과학의 객관성은 통계 아닌가? 정확한 통계는 없으나 몇 천년 동안의 경험과 그것을 기록한 각종 문헌도 일종의 통계라고 볼 수 있다.

둘째는 재료에 관한 것이다. 한방차의 재료는 고대로부터 사용해온 음식의 한 종류이다. 그렇다고 모든 식품을 의미하는 것이 아니고, 특수한 목적을 가지고 복용하고, 특수한 효능을 목적으로 복용하는 음식을 의미한다. 지금 현재 지구에 존재하는 식품은 대부분이 고대로부터 사용해온 것들이다. 일반식품은 생명유지를 위해 필요한 것이지만, 한방차는 특수한 효능을 목적으로 복용하므로 그 목적에 부합한 증상이 없을 때 대량으로 장기간 복용하면 도리어 건강에 해가 될 수 있다. 한방차를 정확히 사용하기 위해서는 한의학적인 이론을 숙지해야 가능할 것으로 생각한다.

그래서 독자들의 정확한 응용을 위하여 한의학의 기초적인 내용을 먼저 언급하였다.

1. 한의학 이론

(1) 한의학 개론

한방차의 재료 자체가 약과 식품으로 사용해온 것들이다. 약으로 사용한다는 것은 특정한 효능이 있어 치료 목적으로 사용하는 것을 의미한다. 몸에 증상이 없는데 대량으로 장기간 복용하는 것은 다른 증상을 유발할 수 있다. 예를 들어 해열작용이 있는 한방차를 장기간 복용하면 열(熱)이 떨어지므로 양기부족을 초래한다. 그래서 한방차를 이용하여 증상을 완화시키는 효능을 내기 위해서는 기초적인 진단에 의거하여 복용해야 할 것이다. 일반인이 질병 전체를 다 안다는 것은 불가능하지만, 몇

가지만 주의하고, 또한 알고 복용한다면 부작용을 줄일 수 있고, 그리고
효능을 더 높이지 않을까 생각한다.

한의학적인 진단에서 최고 중요한 것은 음양(陰陽)이다. 음양이 포괄
적이고 추상적인 개념이지만, 한의학의 근본적인 것이다. 간단하게 말한
다면 양(陽)은 열(熱)과 힘을 의미하고, 음(陰)은 한(寒)과 체액(혈액, 수분
등)을 말한다. 현대의학적으로 설명한다면, 양은 교감신경을 의미하고,
음은 부교감신경과 기타 각종 체내 물질들을 말한다. 이 두 가지는 상호
공존하고, 동시에 상호 견재하고 있다. 그래야 생명을 유지할 수 있고,
불균형은 질병이나 병증을 의미한다. 고대에는 모든 질병은 이 음양의
불균형으로 초래된 것으로 인식하였다. 음양을 다시 더 넓게 적용하여
장기별로 세분화 하였다.

(2) 음양적인 체질

① 양성(陽盛) : 양성증(陽盛證)은 양기가 많은 것을 말한다. 보약이나
열성음식을 과다하게 섭취하였거나 혹은 열이 있는 상태를 말한다.
이 병증은 발열, 안면홍조, 발한(發汗), 구강건조, 변비 등의 증상이
있다. 신체에 열이 많을수록 음(陰)은 부족해 질 수 있다.

② 양허(陽虛) : 양허증(陽虛證)은 양기가 부족한 상태이다. 이때에는
추위를 많이 타고, 손발이 차고, 사지에 통증을 많이 느낀다. 또한
설사하거나 소변양이 많아진다. 이때에 음(陰)은 정상이지만 상대
적으로 많은 상태가 되는 것이다.

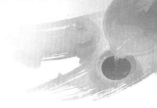

③ 음성(陰盛) : 체내에 수분이 많은 것을 의미한다. 이때 양기(陽氣)가 정상이기 때문에 추위는 많이 느끼지 않는다. 수분이 많으므로 부종이 생기고, 피로하고, 소화장애 등의 증상이 있다. 수분은 단백질, 지방, 체액 등을 다 포함하는 개념이고, 신체는 비교적 뚱뚱하거나 부종이 있는 증상을 의미한다.

④ 음허(陰虛) : 음허증(陰虛證)은 양기는 정상인데 음(陰)이 상대적으로 부족한 증상이다. 물과 불이 균형을 맞아야 하는데 물이 부족하니 열이 많아진 것이다. 음허증의 특징은 오후에 발열감이 있고, 변비가 생기는데 변은 토끼변 같다. 구강의 갈증이 있고, 밤에 잠에 들면 식은 땀을 흘린다.

한방차를 음용할 때에는 상기의 네가지 체질로 구분해서 마셔야 한다. 그리고 각 장기별로 네가지 증상으로 더 세분화한다. 각 장기의 증상에 있어 특징이 있다. 간단하게 예를 들면, 폐의 질환에는 기침, 가래, 호흡에 이상이 있고, 심장은 순환과 심박동수에 이상이 있고, 간은 소화, 피로 등의 증상이 있고, 신장에는 소변에 이상 있고, 부종이 잘 생긴다.

상기의 네가지 유형에 각 장기의 특성을 결합해서 진단한다면 대부분 맞을 것으로 생각한다. 예를 들면 기침을 하면서, 끈적이는 가래가 소량 있고, 오후에 발열감, 도한, 토끼변이 있다면 폐음허(肺陰虛) 증상이다.

기(氣)와 혈(血)은 음양의 범주에 해당되는데, 기(氣)는 양(陽)이고, 혈(血)은 음(陰)이다. 양허의 전조증상이 기허(氣虛)이고, 음허(陰虛)의 전조증상이 혈허(血虛)에 해당된다.

(3) 간단한 진단법

1) 혀 관찰

■ 색깔

① 붉은색 : 신체에 열이 있는 것을 의미한다.

② 검붉은 색 : 열이 있거나 고지질혈증이 있어 순환이 안되는 증상이다.

③ 옅은 분홍색 : 적혈구가 부족한 빈혈증상이다.

④ 청색 : 심장병이나 폐병으로 인해 산소가 부족한 증상이거나 혹은 한사(寒邪)가 많아 순환이 극도로 안되는 상태이다.

■ 색과 구강수분

① 홍(紅), 습(濕) : 열이 있지만 오래되지 않았거나 고열이 아니다.

② 홍(紅), 건조 : 이것은 발열기간이 오래되었거나 고열을 의미한다.

③ 옅은 분홍색, 습 : 양기 허약으로 음(陰)이 상대적으로 많은 것을 의미한다.

④ 옅은 분홍색, 건조 : 음양이 부족한 증상으로 빈혈에 해당된다.

2) 설태(舌苔) 관찰

설태는 혀의 상층에 있는 물질을 말하는데, 색과 상태에 따라 증상을 예측할 수 있다. 정상은 얇으며 흰색을 띤다. 관찰시 특히 주의 해야 하는 것은 음식물로 인해 염색된 것이다. 주요하게 관찰하는 것은 색, 두

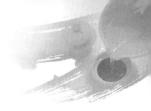

께, 수분의 상태이다. 같은 색이라도 혀에 수분이 많으면 습(濕)이 많은 것을 의미한다.

① 얇은 백태(白苔) : 일반적으로 정상이다.

② 얇은 황태(黃苔) : 습(濕)과 미열이 있는 상태이다.

③ 두꺼운 백태 : 양기가 부족하고 습(濕)이 있는 상태거나 한습(寒濕) 이 있는 상태이다.

④ 두꺼운 황태 : 습(濕)과 고열이 있는 상태이다.

⑤ 중간이 떨어져 나간 설태 : 음액(陰液)이 부족한 상태이다.

⑥ 검은 설태 : 위험한 상태이다. 양기가 다 떨어졌거나 순환이 안되는 상태이다.

3) 맥박 관찰

맥은 요골동맥부위를 관찰한다. 맥은 뛰는 강도, 속도, 규칙성을 체크한다. 정상적인 맥박의 횟수는 1분당 60~100회이고, 1분의 평균은 75±5회 정도이다. 맥박은 심신상태, 자연적인 환경에 따라 달라질수 있기 때문에 안정된 상태에서 체크해야 한다. 맥의 강도는 동맥경화나 혈압의 상태를 의미한다.

① 빠른 맥 : 평소보다 빠르다는 것은 임상적으로 많은 것을 의미하지만, 다른 질병이 없는 상태에서는 심리적이거나 열, 빈혈로 인한 것이 많다.

② 늦은 맥 : 갑자기 맥박이 늦어지는 것은 좋은 증상이 아니므로 전문의

진료가 필요하다.

③ 불규칙적인 맥 : 맥박간의, 강도 상의 규칙을 의미하는데, 불규칙적이면 부정맥이라 하고, 불규칙이 많으면 많을수록 위험한 상태이다.

④ 약한 맥 : 평소 약한 맥은 저혈압과 빈혈 초반일 가능성이 많다. 한의학적으로 말한다면 기허(氣虛)와 혈허(血虛)에 해당된다. 그러나 빈혈이 어느 정도 진전되면 박동수가 빨라지고, 힘은 있지만 혈관 내부가 빈 듯한 느낌이다.

⑤ 강한 맥 : 갑자기 맥이 강해지는 것은 혈압의 상승을 의미한다. 혈압은 온도, 심리, 약물, 신체의 상태(운동) 등으로 영향을 미치므로 주의깊게 관찰해야 한다.

⑥ 딱딱한 맥 : 타인과 비교시 상대적으로 힘이 있고, 딱딱한 느낌이 있으면 고혈압이나 동맥경화로 인한 것이 많다.

4) 안색 관찰

얼굴색은 실내온도, 심리, 계절, 신체의 상태(음주, 피로, 화장, 운동여부)에 따라 약간 변할 수 있으므로 감안하여 관찰해야 하고, 관찰시 태양광선 아래서 관찰하는 것이 최고 적합하다. 야간이나 형광등 아래 관찰하면 착오가 있을 수 있다.

① 붉은색 : 고열, 고혈압, 장기간 음주자에게 많이 나타난다.

② 흰색 : 빈혈초기, 소모성 질환자(암, 결핵 등)에게 많이 나타난다.

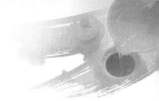

빈혈이 심한자는 관골부위가 붉어질수 있고, 심박동수가 빨라진다.

③ 검은색 : 간, 신장의 병변이 있을 가능성이 많다.

④ 청색 : 순환장애가 있는 심장병, 폐병의 가능성이 높고, 또한 독극
물에 중독되었을 가능성도 있다.

⑤ 황색 : 안구와 같이 황색을 띤다면 황달일 가능성이 높다. 그러나
멜라린 색소가 많은 음식을 장기간 섭취한 자도 피부에 황색을 띨
수 있다.

5) 가래 관찰

가래는 기관지와 폐에서 나오는 방어성 물질이다. 그 색을 보고 상태
를 알수 있는데, 감기나 폐렴 등의 병증으로 인한 것인지 구분해야 한다.
또한 직업이나 환경적인 문제로 인한 일시적인 것인지도 알아야 오진을
줄일 수 있다.

① 백색 : 호흡기 감염이 있는 상태이면 열이 심하지 않은 상태이고,
평소에 백색 가래가 있으면 폐의 양기부족이나 음성(陰盛)으로 인
한 것이다.

② 황색 : 호흡기 감염이 있는 상태이면 열이 심한 상태이고, 평소에
황색 가래가 있으면 폐의 양성(陽盛)이나 음허(陰虛)로 인한 것
이다.

③ 청색 : 일반적으로 화농성 폐렴 환자에게 많이 나타난다.

④ 홍색 : 단순히 붉은 가래는 없고 혈액에 혼합되어 나타나는 것으로

폐암, 폐결핵에서 많이 보인다.

⑤ 소량 끈적이는 가래 : 호흡기 감염이 있는 상태이면 열로 인해 음액 (陰液)이 부족한 상태이고, 평소에 이런 가래가 있으면 폐의 음(陰) 이 부족한 상태이다.

6) 대변 관찰

대변을 관찰할 시에는 색, 질, 횟수를 관찰한다. 일반적으로 1~2일에 1회를 정상으로 하나 특수한 고통이 없으면 2~3일에 1회도 정상으로 인 정한다. 정상적인 색은 옅은 황색이고, 일정의 형태를 이루어야 정상으 로 본다.

① 회색 : 회색 대변은 담즙분비가 비정상인 환자이다. 간암, 췌장암, 담결석, 담낭암 등으로 담즙이 분비 안 되어 소화불량으로 인한 것 이다.

② 녹색 : 양의학에서는 섭취한 음식물과 유관하다고 보고, 엽록소가 많은 음식이나 철분 함유량이 많은 음식물을 섭취하면 녹색의 대변 을 배설한다고 한다. 한의학에서는 경기(驚氣)로 인해 발생할 수도 있다고 본다.

③ 흑색 : 흑색은 두 가지가 있는데 검으면서 형태가 있는 것이 있고, 검으면서 순두부 같은 형태의 대변이 있다. 흑변은 식도, 위장의 출 혈로 인한 것도 있지만, 철분을 대량으로 섭취하여 발생한 것도 있 다. 순수한 혈액(식도, 위장 출혈)으로 이루진 대변은 순두부 같은

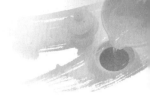

대변을 배설한다. 황흑색이 혼합되어 있다면 출혈량이 상대적으로 많지 않는 것이다.

④ 붉은색 : 흑색과 마찬가지로 출혈로 인한 것인데, 출혈부위가 다르다. 십이지장 상부에서 출혈하면 위산으로 인해 흑색을 띠고, 그 이하에서는 붉은색을 띤다. 소장의 출혈은 그리 많지 않고, 항문에 가까울수록 붉은 색을 띤다.

⑤ 백색 : 어린 아이에게 많이 발생하는데, 소화기능이 발달하지 않아 발생하는 경우가 대부분이고, 대변에 지방 성분이 많이 들어있다.

⑥ 설사 : 설사의 원인은 무수히 많고, 일반적으로 급성설사와 만성 설사로 구분한다.

급성 설사는 대장간균 등으로 인한 장염이 많은데, 복통, 설사, 구토, 발열감 등의 증상이 있고, 독성 물질을 섭취하여 발생한 식중독은 위, 장관의 증상을 동반한다. 그 외 찬 음식을 많이 먹어서 오는 설사나 소화불량으로 인한 설사도 있다.

설사가 2개월 이상 지속될 때에는 만성 설사라 하는데, 그 원인은 다양하다. 세균감염으로 인한 것이 있고, 궤양성 대장염, 면역계 이상으로 인한 크론병(crohn disease), 뇨독증성, 대장암, 소장암, 소장흡수장애, 췌장염, 췌장암, 갑상선 기능항진, 부신기능장애, 약물성(항생제, 고혈압약) 등으로 인한 것들이 있다.

⑦ 토끼변 : 일반적으로 대변은 형태를 이루어야 정상인데, 그중에서 토끼변같은 것은 한의학에서 음허(陰虛)로 인한 것으로 본다. 장기

간 음액이 부족하여 상대적으로 양기가 많으면 대변에 수분이 부족하여 건조하게 된다. 대변 전체가 건조하면 고열로 인한 것이지만, 토끼변은 음허증의 특징이다.

⑧ 냄새 : 과거 티벳에서는 대변의 맛을 보고 병을 진단하는 의사도 있었다고 한다. 대변은 섭취한 음식물이 소화된 후 항문으로 배출되는 것이다. 음식물에 많은 영양소가 들어있고, 소화시키는 효소가 다르고, 그 소화효소가 부족하면 흡수되지 못하고 배출되는데, 이때 세균들에 의해 분해되기 때문에 이상한 냄새가 나는 것이다. 또한 위장관에 염증이나 암 등이 있을 때는 그 병변부위에서 혈액, 세균, 고름 등을 배출하기 때문에 특수한 냄새를 풍길수 있다. 일반적으로 대변의 냄새는 초식보다는 육식시 냄새가 심하다. 특이한 냄새가 지속되면 직장암이나 감염을 의심해 볼 필요가 있다. 신맛이나 썩은 냄새가 심하면 식중독으로 인해 단백질이 세균으로 분해되기 때문에 냄새가 심하거나 소화불량, 췌장의 효소분비 부족으로 인한 경우가 많다. 비린내가 나는 것은 세균성 이질로 인한 것이 많다.

7) 소변관찰

소변은 대사하고 남은 물질을 배출시키는 것이다. 소변도 많은 병변을 진단할 수 있는 근거가 된다. 또한 소변은 체온, 체내 수분량과 밀접한 관계가 있고, 자동으로 조절된다. 소변을 관찰할 시에는 색, 질, 횟수를

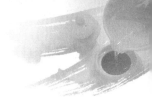

관찰한다. 정상적인 색깔은 옅은 황색이고, 1일 배출량은 1000~2000ml이고, 횟수는 낮에는 3~6회/일, 밤에는 1~2회 정도이다.

① 황갈색 : 황갈색은 과도한 운동, 사우나 등으로 인한 경우도 있다. 그러나 장기간 지속되고 배뇨통이 동반되면 병리성일 가능성이 높다. 황갈색을 띠는 것은 농축되었거나 소변에 혈액이 포함된 것이고, 배뇨통이 있으면 방광염, 비뇨기 결석, 신장결핵, 신염, 비뇨기 암 등으로 인한 것일 수 있다. 검은 갈색을 띠면 급성 황달형 간염이나 담도폐쇄로 인한 것이 많다.

② 맑은 색 : 소변량은 에너지 대사량과 밀접한 관계가 있다. 특히 겨울에 추운 곳에 많이 노출되어 있으면 에너지 대사량이 많아 맑은 소변을 배설한다.

③ 붉은 색 : 소변에 혈액 농도가 높아서 붉은 색을 띠는 것으로 급성 신염, 비뇨기 결석, 결핵, 암 등으로 인한 급성 출혈이다.

④ 흰색 : 우유처럼 흰 것을 의미하고, Filariasis의 감염으로 인해 유미뇨(chyluria)가 발생하기도 하고, 혹은 비뇨기 감염으로 인해 고름이 소변으로 배출되어 희면서 혼탁한 형상을 띠기도 한다.

⑤ 혼탁 : 소변 안에는 많은 미량원소, 전립선액, 정액 등이 들어있을 가능성이 있다. 혼탁함이 장기간 지속된다면 병증에 해당될 가능성이 있기 때문에 검사가 필요하다. 일반적으로 비뇨기 감염으로 인한 것이 많다.

⑥ 횟수 및 양 : 소변 횟수와 양은 수분섭취량, 온도, 심리 등과도 밀접한 관계가 있다. 물이나 음료, 혹은 수분 함유량이 많은 수박 등을

대량으로 섭취시, 겨울, 긴장했을 시 횟수와 양이 증가할 수 있다. 그러나 상기의 내용에 해당되지 않는데, 장기간 지속되면 병변일 가능성이 높다. 요도(尿道) 자극증상이 없으면서 횟수와 양이 증가하는 병증은 당뇨병, 뇨붕증(尿崩證:diabetes insipindus)이 있다. 그중 뇨붕증은 뇌하수체 후엽에서 생성되는 항이뇨 호르몬(이뇨를 억제시키는 호르몬)의 부족으로 인한 것이다. 그 외 요도 자극증상(빈뇨, 배뇨통, 배뇨급박)이 있으면서 소변량이 증가하는 병증은 급성 방광염, 결핵성 방광염, 전립선염, 뇨도염, 신우신염, 질염 등이 있다. 그리고 방광의 공간 감소로 인한 것이 있는데, 임신, 방광암, 방광의 거대한 결석 등으로 발생하는 것이다.

(4) 한의학 이론과 한방차 응용

상기의 진단 근거와 한방차의 성질, 효능을 근거로 하여 섭취해야 한다. 한방차를 인체에 적용할 때 가장 중요한 것은 재료의 성질과 맛이다. 그중에서도 성질이 더 중요하다. 성질에는 한(寒)과 열(熱)로 구분한다. 한성(寒性) 차를 음용하면 인체의 열을 식히는 작용이 있고, 열성(熱性) 차를 복용하면 냉한 것을 없애준다. 이것을 고대에는 '한자열지, 열자한지(寒者熱之, 熱者寒之)' 라 하였다. 만약 반대로 몸이 찬 사람에게 찬 성질의 차를 복용하면 더 심해지고, 몸이 더운 사람이 더운 차를 복용하면 열이 더 많이 난다.

만약 신체가 정상인데 한 가지 성질의 차를 장기간 복용하면 신체가

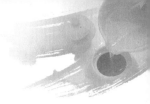

약 성질로 변하기 때문에 도리어 병증을 초래한다. 자신의 몸과 차의 성질을 모르고 복용하는 것은 무모하다고 할 수 있다. 아무리 좋은 것이라도 자신의 체질과 맞지 않으면 안 먹은 것만 못하다.

2. 한방차 가공

(1) 재료의 가공

한방차를 사용할 시 복용형태와 가공법에 따라 선용(鮮用), 생용(生用), 법제(法制)로 구분한다. 선용은 신선한 것을 갈아서 만든 즙이나 삶은 것을 말한다. 생용은 다른 말로 건용(乾用)이라고도 한다. 말린 것을 삶거나 우려서 복용하는 것을 말한다. 법제용이라는 것은 말린 재료를 다시 불로 볶거나 찌거나 태우거나 하는 방법으로 재가공한 것을 말한다. 이 방법들은 고대로부터 해 왔고 수 십여 가지 방법이 있다.

법제하는 목적은 보존과 운송에 용이하고, 독성완화, 혹은 효능증강 등이다. 지금 우리가 사용하는 방법은 대부분 생용이 많다. 그리고 독성이 있는 것이나 특수한 목적을 위한 것들은 대부분이 이미 법제하여 판매한다. 예들 들면 하수오, 숙지황 같은 것 들이다. 그중 하수오는 선용하면 독성이 있고 해독작용이 있으나 법제하면 독성이 완화되고 신장의 기를 보(補)하는 작용이 있다.

그리고 가공 시 특수한 보조재료를 이용하는데 그 중에 자주 사용되는 것은 식초, 술, 꿀 등이다. 한의학 이론에 의하면 신맛은 간에 들어가고, 쓴맛은 심장에 들어가고, 단맛은 비장에 들어가고, 매운 맛은 폐에 들어가고, 짠맛은 신장에 들어간다고 하였다. 만약 성질이 차고, 맛이 쓸 때에 술과 단맛으로 법제하면 성질이 바뀌게 된다.

(2) 차의 형태

1) 물로 추출

■ 수전법(水煎法)

고대로 가장 많이 사용하는 방법이다. 약차와 물을 용기에 넣고 불로 끓인 후 여과하여 복용하는 방법이다. 경제적이고 간단하지만 대량 시 보관과 운반 등에 어려운 점이 있고, 불필요한 성분까지 복용해야 하는 단점이 있다. 수전할 때에는 유리 용기가 좋다. 알루미늄 같은 용기를 사용하면 약차와 금속성분이 결합해서 화학적인 반응이 발생하여 효능에 영향을 미칠 수 있으므로 좋은 방법이 아니다. 수전 시 향기나 휘발성이 강한 약차는 장시간 수전해서는 안 되고, 보(補)하는 작용이 있는 약차는 장시간 수전해서 재료 낭비를 방지한다.

끓일 때 사용하는 물은 수돗물이나 정수기 물을 사용하면 된다. 용량은 수전후 약을 짰을 때 100~150ml쯤(1첩/1회 분량) 되면 된다. 차에 물 400~500ml 넣은 후 1~2시간 끓인 후 짜낸다. 짜낸후 물이 너무 많으면 약액만 끓여서 수분을 증발시키고, 너무 적으면 물을 첨가하여 다시 끓인 후 복용한다. 1회에 대량으로 끓였을 때는 청결한 용기에 담아서 냉장보관한다. 이때 1회 복용 분량을 정확히 계산해서 복용해야 한다. 끓이는 시간은 약재의 경도, 두께, 효능에 따라 달리하는데, 딱딱하고 두꺼울수록 장시간 끓인다. 그리고 휘발성이 강한 약은 약 짜기 5분전에 넣고, 일반적인 보약들은 2시간 정도 끓인다.

■ 증류법(蒸溜法)

수전법의 일종이다. 용기에 약차와 물을 넣고 수증기가 빠져나오는 구멍만 남기고 밀폐한다. 약차가 끓어서 수증기가 호스로 배출되면 끝에 얼음을 달아 물로 변하게 하여 떨어지는 차액을 모은다. 차액(茶液)은 청결하지만 설비가 필요하고 마지막에 남은 약차는 농도가 진해 증발하지 않아 유효성분이 남아 있을 가능성이 높다.

2) 분말

■ 산제(散劑)

약차를 분말로 만들어 뜨거운 물에 잠시 동안 넣어 두었다가 마시는 방법을 말한다. 이 방법은 비교적 간단하고 약의 손실을 방지할 수 있지만 독성과 불순물이 남아 있을 가능성이 높다. 그리고 미세하게 분쇄하지 않으면 약성분의 추출이 용이하지 않다.

■ **과립제**

수전한 후 차액을 냉동 건조하여 수분을 제거한 후 덱스트린 등을 첨가하여 만든 것을 말한다. 운송과 보관에 용이하지만 많은 설비와 공정이 필요하므로 일반적인 가정에서는 불가능한 방법이고, 비경제적인 방법이다.

3. 한방차의 성미(性味 : 성질과 맛)

(1) 한방차의 성질

한방차가 가지고 있는 성질을 말하고, 그 성질이 인체에 작용하여 효능을 발휘한다. 그 성질을 알아야 증상에 맞게 사용할 수 있고, 일반적으로 증상과 반대로 사용한다. 약차의 성질과 증상의 성질이 동일하면 부작용을 유발할 수 있고, 효능이 없을 수도 있다.

① 한량(寒凉) : 한과 량은 모든 찬 성질이지만 한이 상대적으로 찬 성질이 강한 것이다. 한량성질의 한방차는 열이 있는 증상에 사용한다. 열증이 강하지 않은 증상에는 량성(凉性) 차를 사용하고, 고열에는 한성(寒性) 차를 사용한다.

② 온열(溫熱) : 열은 온보다 더 열성(熱性)이 강하다. 이 성질의 한방차는 냉한 증상에 사용한다. 냉증이 심하지 않은 증상에는 온성(溫性) 차를 사용하고, 냉증이 심한 증상에는 열성(熱性) 차를 사용한다.

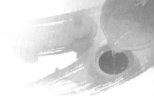

③ 평(平) : 이 성질은 차지도 덥지도 않은 성질의 차를 말하고, 한증, 열증 모두 사용할 수 있다.

(2) 오미(五味)

오미란 다섯 종류, 즉 매운맛, 단맛, 신맛, 쓴맛, 짠맛을 말하는데, 고대 한의학에서는 이 다섯 종류의 맛을 기본적인 맛으로 인식하였다. 그러나 실제에는 이외에 들큰한 맛과 떫은 맛도 있다. 맛에 따라 각기 다른 작용이 있고, 맛이 같은 것은 그 작용이 서로 비슷하거나 공통점이 있다. 맛에 따라 음양으로 구분하면 매운맛, 단맛, 들큰한 맛은 양(陽)에 속하고, 신맛, 쓴맛, 짠맛은 음(陰)에 속한다.

① 매운 맛 : 기를 발산시켜 돌게 해주고, 혈액을 돌려주는 작용이 있다. 일반적으로 감기와 기혈이 막힌 증상에 많이 사용한다.

② 단맛 : 원기를 보(補)하고 비, 위장을 편안하게 해주고, 통증과 약의 독성을 완화시키는 작용이 있다. 일반적으로 허약한 증상, 통증이 있는 증상에 많이 사용하고, 또한 독이 있는 차를 사용할 때 같이 배합하여 독성을 중화시킨다.

③ 신맛 : 땀, 소변, 설사, 정액, 대하, 출혈 등을 막아주는 작용이 있다.

④ 쓴맛 : 폐기(肺氣)가 상승하여 나타나는 기침, 천식이나 변비 등을 아래로 내리는 작용과 습(濕)을 건조시키는 작용이 있다. 또한 열을 없애는 작용도 있다.

⑤ 짠맛 : 딱딱한 것을 풀어주는 작용과 열로 인한 변비를 배설하는 효

능이 있다. 갑상선비대, 결핵성 임파선염, 열성 변비 등의 병증에
사용한다.

⑥ 떫은 맛 : 신맛과 유사하다.

⑦ 듬듬한 맛 : 수분을 빨아들이고 이뇨시키는 작용이 있어 수종, 배뇨
장애 등에 사용한다.

4. 복용법

(1) 복용시간

병증과 한방차의 성질에 따라 복용시간을 달리 하는데, 일반적으로 보
약차는 식전에 복용하고, 설사차는 공복에 복용한다. 건위차(健胃茶)와
위장 자극성이 강한 차는 식후에 복용한다. 기타 수면을 목적으로 하는
차는 수면전에 복용해야 하고, 이뇨성분이 강한 차나 산성성분이 많은
차는 저녁에 복용하면 수면방해나 위장통증 초래할 수 있다.

(2) 복용횟수와 용량

일반적으로 조석으로 복용하기도 하고, 혹은 천천히 하루 종일 복용하
기도 한다. 병증이 경미한 증상에는 1일 2회 복용하고, 중증(重症)에는 2
일 용량을 1일 동안에 4~6회로 복용할 수도 있다. 그리고 증상과 약의
농도에 따라 달라질 수도 있고, 설사나 발한차(發汗茶)들을 자주 복용해

서는 안 된다. 특수한 차를 제외하고는 대부분 1일 사용 용량은 3~7g정도이다. 증상이 경미할 경우에는 1회 3g정도 사용하고, 중할 경우에는 5~7g까지 사용한다.

한방차 복용시 고려해야 하는 사항은 나이, 성별, 체중, 체질과 병증의 상태 등이다. 개개별로도 고려해야 하지만, 전체적으로도 고려해야 한다. 나이가 어리거나 고령자는 청장년보다 적게 복용하고, 체중이 가벼운 자는 무거운 자 보다 적게 복용한다. 성별에는 큰 차이는 없으나 체중과 생리 상태, 임신, 수유기의 여자는 특별한 주의가 필요하다. 건강하면서 병증이 중하면 대량으로 사용할 수 있으나 허약한 사람이 병증이 강할 때는 대량으로 복용하면 안 된다.

(3) 복용온도

특수한 목적을 제외하고는 따뜻하게 복용하는 것이 좋다. 차게 복용하면 흡수시간이 늦어 질수 있고, 위장장애로 설사를 할 수도 있다.

5. 주의사항

(1) 고금간의 약리적인 인식 차이

고대에 인식한 효능과 현대 약리적인 효능에서 차이가 많은 것이 많고, 또한 부작용에 관해서도 견해 차이가 많은 것들이 있다. 쌍방간 어느

쪽도 무시할 수 없다. 특히 소수의 차는 고대와 현대 약리상에 현저한 차이가 있는 것들도 있다. 갈근을 예로 든다면, 고대에는 갈근을 열이 있는 몸살형 감기에 많이 사용하였다. 그러나 최근 밝혀진 바에 의하면 갈근은 용혈작용이 있어 동맥경화로 인한 중풍, 심장병 등에 탁월한 효능이 있는 것으로 밝혀졌다. 그리고 부작용에 관한 것도 고금간에 큰 차이를 보이는 것도 있는데, 감초를 예로 들면, 고대에는 감초를 보약으로 사용하였고, 다른 약의 독을 중화시키는 것으로 알려져 있었지만, 최근 약리 실험에서는 감초의 부작용이 많은 것으로 밝혀졌다.

고대 것 만 맹신하여 복용하는 것은 위험한 사태를 초래할 수 있다. 복용하여 특별한 효능이 없는 것은 괜찮으나 심각한 부작용을 초래한다면 건강을 해치거나 심지어 병증이 더 악화될 수도 있으니 안전성 확보에 만전을 기해야 한다. 그러므로 고대적인 이론을 맹신하면 안 될 것으로 생각한다.

(2) 복용시간, 공간상의 주의

한방차는 복용계절에 따라 차의 양과 종류에 주의해야 한다. 예를 들어 여름에 더운 성질의 차를 대량으로 복용하면 인체의 양기가 증가하여 땀 배출이 많아 정기를 손상시킬 수 있다. 반대로 겨울에 찬 성질의 차를 많이 복용하면 양기가 떨어져 겨울나기가 힘들어 지고 감기 등에 걸리기 쉽다.

공간상에서는 지역에 따라 복용하는 차의 종류와 양을 달리 해야 한

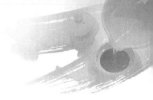

다. 사막같은 건조한 곳에서 열성차를 많이 복용하면 열이 많아져 땀을 많이 배출하여 더욱 갈증을 느끼게 된다. 반대로 습한 장소에서 음(陰)을 보(補)하는 효능이 있는 차를 많이 복용하면 습(濕)이 더욱 많아져 기(氣)가 돌지 않아 춥고 피곤해진다. 동일한 약차일지라도 장소에 따라 용량을 가감해야 부작용을 최소화 할 수 있다.

6. 한약차에 대한 오해

(1) 한약차는 효과가 늦다

한약차는 기능성 식품인 만큼, 복용하는 목적에 맞는 효능이 있어야 정상이다. 효능이 전혀 없으면 일반 식품과 차별화될 수 없다. 증상과 한방차의 재료가 맞으면 적어도 1~2일 이내 효능을 낼 수 있다. 복용후 수십일이 지나도 효능이 없으면 맞지 않는 것이다. 급성 증상이든 만성 증상이든 복용 후 수일내에는 증상의 변화가 있어야 옳게 복용했다고 할 수 있다.

(2) 한약차는 무독성이다

한약차 재료중에서 약으로 분류된 것이 있고, 약품이면서 식품에 해당되는 재료가 있다. 약품은 일정의 독성분이 있어 일반인이 함부로 사용해서 안되기 때문에 약으로 분류하였고, 약과 식품으로 동시

에 사용하는 것은 선조들이 장기간 사용해 왔는데다 안전성이 입정되
었기 때문에 식품으로 사용할 수 있는 것이다. 설령 안전성이 입정되
었더라도 장기간 사용하는 것은 좋은 방법이 아니다. 생강을 예를 들
더라도 한번에 대량으로 복용하면 신장염을 유발한다는 보고가 있고,
인삼도 장기간 대량으로 복용후 출혈증이나 혈압을 상승시킨다는 보
고가 있다. 또한 한약차는 특수한 목적을 가지고 복용하는 식품인 만
큼 그에 상응하는 인체의 변화를 유발한다. 그 자체가 직접적인 독작
용은 아니지만 신체의 변화로 도리어 병증을 유발하므로 무해하다고
는 할 수 없다.

(3) 모든 한약차는 간에 해롭다

고대로 사용해온 한방차 중에서 간, 신장에 독성반응을 일으키는 것은
꽤나 많은 편이다. 전문적인 지식을 가진 자가 아닌 사람이 함부로 생약
을 처방하는 것은 위험할 수 있다. 의학적으로, 약리적으로 효능과 부작
용을 완벽하게 파악한 사람만이 부작용을 최소화 할 수 있다. 한의사라
고 그 내용을 다 안다고는 할 수 없다. 독이 있는 어떤 약을 얼마만큼, 얼
마동안 복용하면 어떻게 변하는가에 대해서 알려면 수십년의 경험이 필
요하다.

그러나 식품으로 사용해 온 재료들은 일반적인 용량으로 사용하면 치
명적인 손상이 거의 없는 것으로 밝혀졌다. 한약차는 상기에서 언급한
바와 같이 특수한 목적을 가지고 복용하는 기능성 식품이기 때문에 일반

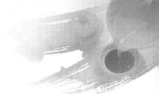

채소와 달리 장기간 대량으로 복용하는 방법은 좋지 않다.

약리적으로 검정되지 않은 생약을 그냥 복용하는 것은 아주 위험할 수 있다. 신뢰할 수 있는 기관에서 안전성 실험을 거친 것만 복용해야 위험성을 피할 수 있다.

(4) 감초는 모든 약을 해독한다

과거에 '약방의 감초'라는 말이 있다. 이 말은 어떤 처방이나 다 감초를 사용한다는 의미로, 과거에는 다른 약재에 존재하는 독성을 해독, 중화시킨다는 의미로 많이 사용하였다. 그러나 최근 독리, 약리 실험에서 해독과 중화의 작용이 아주 미비하거나 아예 없는 것으로 밝혀졌다. 감초의 호르몬 등의 성분으로 독성 반응을 완화시킨다는 것이지, 독을 아예 없애는 작용은 거의 없다는 뜻이다. 최근 감초의 부작용에 대해서 논문을 많이 발표하였다. 부작용으로는 고혈압, 부종, 배뇨장애 등이 있는 것으로 밝혀졌고, 사용량이 감소하는 추세이다.

(5) 한약은 명현 반응이 있다

명현반응이라는 단어를 사용하기 시작한지는 얼마되지 않았다. 고대 한의학 책에 명현반응이라는 단어는 없다. 이 단어는 일본에서 유입된 것으로 알고 있다. 이 명현반응에 대해서 동, 서의간에 인식을 달리하고 있다. 양의학에서는 이 단어를 부정적인 시각으로 보고 있고, 아예 사용하지 않는데 유달리 한의학에서 이 단어에 집착한다. 서의학에서는 명현

반응을 일종의 부작용으로 치부하고 있고, 충격요법과 유사한 것으로 인식하고 있다. 몇천년의 역사를 가진 한의학이, 과거에 명의들이 인식하지 않았다는 것에 의구심이 든다.

그리고 현재 명현반응에 대해서 정확히 인식하는 한의사도 거의 없는 것 같다. 그냥 약 복용후 증상이 더 나빠지거나 질병과 상관없는 증상이 출현하면 명현반응이라고 한다. 이 이론을 정론으로 인식시키기 위해서는 더 많은 연구와 표준화가 필요하지 않을까 생각한다. 부작용을 합리화 시키거나 책임회피적인 면피용으로 사용하다가는 한계에 도달할 것이다. 명현반응을 믿고 있다가 의료사고로 발전한 경우가 허다 한 것으로 알고 있다. 얼렁뚱땅으로 넘어가는 시대는 지났을 뿐만 아니라 그렇게 해서는 발전이 없다. 지금은 생화학, 검사법이 많이 발달하였기 때문에 어지간한 것은 밝혀낼수 있을 것으로 생각한다.

(6) 양약과 같이 복용하면 안 된다

이것은 누가 만들어 냈는지 모르지만, 모종의 이권단체에서 만들어 냈지 않을까 생각한다.

중국에서 이 논제를 가지고 다양한 방법으로 연구를 하였다. 그러나 지금까지 양, 한약간에 화학적인 반응으로 부작용을 유발했다는 보고를 본 적이 없다. 실제로 중국에서는 링거로 양약을 투여하면서 한약차를 구강으로 투여하는 경우가 허다하다. 양약의 성질에 한약차의 성질을 적당히 응용하여 처방한다면 도리어 질병 치유에 도움이 된다. 예를 들어

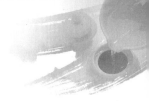

감기나 폐렴증상에 항생제와 어성초, 금은화, 생지황을 동시에 처방하면 두 약은 모두 항균 작용이 있는데다 한약차의 해열작용으로 시너지 효과가 발생하여 치료기간을 훨씬 단축시킬수 있다.

(7) 한약차 복용시 돼지고기나 밀가루 음식을 먹으면 안 된다

이것은 한의학적인 말이다. 한의학에 보면 모든 음식은 성질이 있다고 인식하였다. 특수한 성질의 음식을 대량으로 복용하면 그 성질이 약성에 영향을 주기 때문이다. 예를 들어 돼지고기는 한성(寒性) 식품이다. 병증이 한성(寒性)일 때 돼지고기를 대량으로 섭취하면 자주 설사를 하고, 약성(藥性)에 영향을 미친다. 특히 비위장(脾胃腸)이 허약한 환자가 한성 식품을 많이 섭취하면 소화장애를 유발하고, 약과 같이 먹으면 약의 흡수에 장애를 준다. 음식의 성질을 이용하여 질병치료에 이용하는데, 이것은 약식동원(藥食同源)의 한 방법으로 볼수 있다. 밀가루도 성질이 차기 때문에 비위장이 허약한 사람이 약과 같이 섭취하면 소화장애를 유발하기 때문에 금하는 것이다. 이것은 유독 한약뿐만 아니라 양약 복용시에도 응용한다면 상당한 도움이 될 것으로 생각한다. 맥주 마시면 설사하는 사람은 생강을 먹으면 설사를 예방할 수 있는데, 이것은 맥주의 찬 성질을 생강의 따뜻한 성질이 중화시키기 때문이다. 항생제는 성질이 더운 것으로 인식하고 있다. 이때 성질이 찬 성질의 음식을 섭취한다면 항생제의 부작용을 줄이지 않을까 생각한다.

(8) 인삼과 무를 같이 먹으면 안 된다

이 말도 고대 한의학에 나오는 말이다. 또한 고대 처방을 보면 약효를 증강시키기 위해서 짝을 맞추어서 많이 사용하였다. 한편으로는 약물간에 상반적인 효능이 있어 금지했는 것도 많다. 이것을 '배오(配伍)'라고 한다. 상수(相須), 상사(相使)는 상호간에 시너지 효과를 내는 것이고, 상외(相畏), 상쇄(相殺)는 상호간에 독성을 경감시키는 것이고, 상오(相惡), 상반(相反)은 상호간에 효능을 경감시키는 것이다. 인삼과 무는 상반적인 작용을 하는 것으로 인식하였다. 그러나 최근 상기의 배오에 대해서 다방면으로 연구한 결과 상당부분이 오류인 것으로 밝혀졌다. 감초가 모든 약을 중화시킨다는 이론도 상당부분이 허구인 것으로 밝혀진 것도 같은 맥락으로 볼 수 있다. 그러나 고대 선각자들이 인식한 것을 한, 두번의 실험으로 확정하는 것은 옳은 판단이 아니라고 생각되고, 다방면으로 심도깊은 연구가 필요할 것으로 생각한다.

(9) 왜 한약은 한제씩(20일분) 처방하는가?

이것은 한국의 한의사들이 약 팔아먹기 위한 수단으로 만든 것이다. 의학이라면 이렇게 해서는 안 된다. 전 세계 어디를 가도 정상적인 의학으로서 20일 동안 한 방법을 처방하는 것은 없다. 인체는 살아있는 유기체로 상황에 따라 변하고, 세포는 물리, 화학적인 변화에 아주 민감하다. 특정한 물질이 인체에 들어 갔을때 변화가 생기는 것은 지당한 이치이다.

특수한 목적을 가지고, 특정한 성질을 가진 물질을 복용했는데 20일이 지나도 변화가 없으면 뭔가 문제가 있는 것이다. 만약 열이 있는데, 20일이 지나도 열이 떨어지지 않는다면 위험하지 않을까? 그리고 5일 만에 열이 떨어졌다면 나머지 15일분은 낭비일 것이다.

7. 한약차를 증상에 맞게 만들어 먹는 법

(1) 증상에 대하여 동, 서의적인 인식 필요

병의 원인은 외부환경적인 요인(기후, 전염성 질병의 강도, 사회적인 요소), 개인 습관적인 요인(식생활, 운동, 생활습관), 심리적인 요인과 개인 신체적인 특이성(유전적인)으로 인해 발병하는 것이다. 동일한 환경일지라도 발병 가능성은 개인의 신체적인 상황에 따라 다르다. 동일한 대한민국, 혹은 서울시, 더 국소적으로 가정을 말할 수 있지만, 특수한 질병에 걸리는 사람도 있고, 안걸리는 사람도 있다. 이것은 인체가 유기적이지만, 질병도 유기적이기 때문이다. 많은 사람들은 한약차를 무조건 보(補)하는 것으로 인식하는데, 그런 것이 아니다. 질병치료에 있어 최고 중요한 것은 원인이다. 그 근본적인 원인을 알고 보(補)하든, 사(瀉)하든 해야지, 그렇지 않고 무조건 허(虛)하다고 보(補)한다고 치료되는 것은 아니다. 예를 들어 석면이나 흡연으로 폐암을 유발했는데 폐를 보한다고 예방이나 완치가 될 것인가? 설령 도움이 된다한들 예방보다는 못할 것이다. 그리고 비타민B가 부족하여 각기병에 걸렸거나 비타민D가 부족하여 골다공증에 걸렸을 때 한의학적인 이론으로 신장이 허약하다고 보약만 먹으면 완치될 것인가? 이것은 어불성설이다.

그렇다고 한의학적인 이론이 다 허구라는 뜻은 아니다. 상당부분 질병 중에 한의학적인 치료로 효능이 있는 것도 많고, 그 한의학적인 이론들을 현대적으로 분석해보면 고대에도 현대와 동일하게 인식한 부분도 있다.

(2) 한방차에 대하여 동, 서의적인 인식 필요

여기서 인식이라는 말은 두 가지를 의미하는데, 한 가지는 배합하는 것을 의미하고, 다른 한 가지는 각 한방차에 대한 효능과 작용에 대한 고 · 현대적인 인식을 말한다. 앞에서 언급한 바와 같이 고대에는 갈근을 감기약이나 위장약으로 사용하였지만 지금은 그것보다 중풍이나 심장병에 사용하는 빈도가 더 많다.

(3) 한방차 복용시 모든 것을 기록하라

필자는 한방차를 기호로 복용하는 것은 부적합하다고 생각한다. 한약을 복용하면 인체에 많은 변화가 있기 때문에 단순히 기호식으로 장기간 대량으로 복용하면 병증을 초래할 수 있기 때문이다. 한방차를 특수한 목적으로 복용할 시에는 필히 기록화를 해야 한다. 기록해야 하는 것은 증상, 한방차 재료, 복용후 변화 등이고, 상세하면 상세할 수록 한방차 연구에 도움이 될 것이다. 기록하지 않으면 처음 증상이 어땠는지, 재료

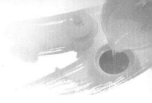

가 무엇이었는지, 나중에는 왜 먹었는지도 모른다.

(4) 복용전에 증상과 치료법을 분석하라

의학에서 최고 중요한 것은 진단이다. 의대에서 여러 가지 이론적인 과목을 배우는 이유는 바로 정확한 진단을 위한 것이다. 의사로서 진단이 자주 틀리면 근본부터 잘 못 된 것이다. 진단만 맞으면 처방약은 약학책을 통하여 금방 찾을 수 있다. 그러나 진단은 한, 두가지 책으로 해결되는 일이 아니다. 증상을 적어놓고 그 병증이 한의학적으로 어느 병증에 해당되는지를 분석해야 하고, 그 결과를 근거로 하여 책을 찾아 복용하면 된다. 증상에 맞게 한방차를 만들어 먹을 정도로 숙련되려면 이 책을 적어도 100번은 읽어 보아야 할 것이다.

(5) 증상, 치료법, 차의 효능이 일치되게 하라

고대로 의사가 의사를 평가할 때 병력 기록부를 많이 참고한다. 증상과 처방약이 적힌 병력만 보면 그 의사의 수준을 평가할 수 있다. 처방약만 틀린 의사는 조금 틀린 것으로 조금만 공부하면 되고, 진단이 틀린 사람은 많이 노력해야 하고, 진단과 처방 둘다 틀린 사람은 돌팔이에 해당된다. 한방차 복용의 목적에 도달하려면 증상, 치료법, 한방차의 효능이 일치해야 한다. 삼위일체 되어야 올바른 복용법이고 효능을 낼 수 있다.

(6) 단기간 복용후 양의적인 검사를 해보라

한방차를 잘 이용하면 많은 질병을 치료할 수 있고, 현대의학에서 포기한 질병도 치료할 수 있다. 필자가 중국의 대학병원(북경 중의약 대학 제1 부속병원)에서 수많은 환자를 경험하였는데, 간염, 신장염까지 치료하는 것을 보았다. 한국의 많은 양의사들은 한약이 간세포를 파괴한다고 선전하는데, 그것은 무지이거나 한의학 붕괴를 위한 전략으로 본다. 동, 서의의 장, 단점을 취사선택하여 치료한다면 한 가지 방법으로 치료하는 것 보다 더 양호한 효능이 있을 것으로 생각한다. 특히 주의해야할 것은 복용후 부작용이다. 그 부작용을 정확히 알기 위해서는 양의적인 검사가 정확하다. 특히 간염이나 신장염을 치료할 때는 장기(臟器), 질병과 상관 있는 검사를 하여 변화를 정확히 알아야 예후를 판단할 수 있다. 단 1첩을 먹어도 독작용이 있으면 바로 부작용이 나타나고 생명의 위험이 따를 수도 있다는 것을 명심하기 바란다. 한국의 한의원도 한 걸음 더 발전하기 위해서는 병원에 임상병리실을 필수적으로 갖추어야 할 것이다. 몇첩 복용후 바로바로 검사해야 그 약의 작용과 부작용을 정확히 인식할 수 있고, 대체할 수 있다. 지금 한약의 부작용으로 불상사가 많이 발생하는데, 그 이유가 약리적인 무지와 검사시스템의 미비로 인한 것이다. 개인이 한방차를 응용할 시에도 마찬가지이다. 양의적인 검사를 실시하면서 복용해야 부작용을 줄일 수 있고, 원하는 목적을 이룰 수 있다.

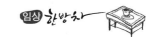

제2장
각 질환별 한방차

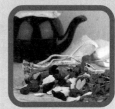

제2장 각 질환별 한방차

제1절 | 내과 질환

01 호흡기 질환

감 기

개론 바이러스가 호흡기로 들어와 염증을 일으킨 것이다. 차를 만들어 먹을 때 가장 중요한 것은 열의 유무(有無)이다. 간단히 알수 있는 방법은 목의 통증 유무, 구강건조 유무가 관건이라고 할 수 있다. 목이 아프고 입이 마르면 열이 있고, 반대이면 열이 없는 것이다. 체온계로 측정하면 더 정확하다고 할 수 있다.

감별주의

① 기침, 천식
② 유행성출혈열 : 초기에는 감기와 유사한데 며칠 지나면 몸에 반점
이 나타난다.

분류

1. 한성(寒性) 감기

- 증상 : 코막힘, 재채기, 맑은 콧물, 오한, 두통, 무한(無汗), 관절통
  혹은 전신통증, 식욕부진
- 방약 : 총백10g, 생강3쪽, 계피4g, 어성초5g, 길경3g
- 배합 : ① 기침을 하면 은행5개, 머리가 아프면 천궁3g, 전신이 아프
  면 갈근5g, 가래가 있으면 진피3g을 첨가한다.
  ② 소화불량이 있으면 산사3g, 자소3g을 첨가한다.

2. 열성(熱性) 감기

- 증상 : 발열, 발한, 두통, 코막힘, 목통증(붉은색), 기침, 황색가래
  혹은 고열, 구강건조
- 방약 : 박하3g, 연교3g, 금은화5g, 어성초5g, 길경3g, 죽력3g

🍃 배합 : ① 기침을 하면 은행5개, 전신이 아프면 갈근5g, 가래가 있으면 지실3g을 첨가한다.

② 소화불량이 있으면 산사5g, 자소5g을 첨가한다.

③ 머리가 아프면 국화5g을 첨가한다.

3. 여름 감기

🍃 증상 : 여름에 발생, 발열, 발한(發汗), 머리가 멍하고 전신이 힘이 없고, 식욕부진, 구토 혹은 설사

🍃 방약 : 곽향(혹은 향유)5g, 어성초5g, 금은화5g, 하엽5g, 편두5g

🍃 배합 : ① 소변장애가 있으면 복령4g을 첨가한다.

② 식욕이 부진하면 산사4g를 배합한다.

참고

곽향은 경상도 사투리로 '방아' 라고 한다. 바닷가 사람들이 생선의 비린내를 없애려고 생선회나 매운탕에 넣어 먹던 채소이다. 여름감기에 탁월한 효과가 있을 뿐만 아니라 상한 음식을 잘못 먹어서 오는 구토, 복통, 설사에도 양호한 효능이 있다.

4. 전염성 감기

🍃 증상 : 일반적으로 감기증상보다 더 심하고, 전염성 강한 것이 특징이다.

🍃 방약 : 어성초6g, 판람근5g, 관중4g, 금은화5g, 황금4g, 산사4g

🍃 배합 : ① 황색 가래가 있으면 죽력10ml을, 맑은 가래가 있으면

진피3g를 첨가한다.

② 음허(陰虛)증상이 있으면 생지황5g을 첨가한다.

참고

상기의 처방은 각종 유행성 호흡기 질환(사스나 신종 인플루 등)이 유행할 때에 많이 사용한 처방이다. 일반적인 유행성 감기에 탁월한 효능이 있다. 관중의 종류는 아주 많고 지역에 따라 다르고, 특히 독성이 있는 것이 있으므로 주의를 해야 한다.

5. 허약성(虛弱性) 감기

1) 기허(氣虛) 감기

- 증상 : 평소에 몸이 허약하고 감기에 자주 걸리고 잘 낫지 않는다. 감기에 걸리면 몸이 추운 것과 더운 것을 구분하여 처방한다.

- 방약 : 당삼3g, 복령3g, 백출3g을 기본 방약으로 하고, 한성(寒性)·열성(熱性)으로 구분하여 상기의 약을 첨가하여 복용한다. 이때 보약이 한성, 열성 약보다 용량면에서 적어야 한다.

- 배합 : ① 기허가 심하거나 자한(自汗: 낮에 땀을 많이 흘리는 것)이 많으면 황기를 소량 첨가한다.

② 가래가 있으면 진피3g, 길경3g을 첨가한다.

참고

진피는 귤껍질을 말하는데, 이기약(理氣藥)으로 기를 돌리는 효능이 있다. 껍질을 벗겨서 오랫동안 말린 것을 진피(陳皮)라 하고, 갓 벗긴 것이나 들 익은 것을 벗긴 것은 귤피 혹은 청피라 한다. 효능은 기를 돌릴 뿐만 아니라 가래를 없애는 작용이 있다. 최근에는 혈압을 높이는 작용이 있는 것으로 밝혀졌다. 고혈압 환자가 대량으로 복용하면 혈압이 상승될 수 있음으로 주의해야 한다.

2) 음허(陰虛) 감기

- 증상 : 평소에 음허증상(도한(盜汗: 잠들자 마자 흐르는 땀), 가슴 두근 거림, 구강건조, 대변건조(토끼변과 유사함), 마른기침, 불면증)이 있고, 감기에 걸리면 두통, 발열, 무한(無汗)이 생기고, 오후에 가중된다.
- 방약 : 옥죽(둥글레)5g, 사삼5g, 맥문동5g을 기본처방으로 하고 한, 열에 따라 상기의 차를 가감(加減)한다.
- 배합 : ① 기허(氣虛) 증상이 있으면 당삼4g 등을 첨가한다.
  ② 변비가 심하면 알로에3g를 첨가한다.

참고

알로에는 가정에서 흔히 키우는 화초이면서 한약에 해당되는 약초이다. 약용으로는 신선한 것을 사용하지 않고 즙을 짜내 건조한 것으로 성질이 차고 열을 없애는 작용이 있다.

기 침

개론 기관지에 이물질이 들어갔거나 생성되었을 때 반사작용으로 복근이 수축하면서 후두부에서 발성(發聲)을 하는 것을 말한다. 일반적으로 감기로 인한 것이 많고, 그 외에 오염된 공기 흡입이나 담배 등으로 인한 것도 있지만 원인 불명도 있다.

병인

1) 외인(外因)

– 외사(外邪) 침입 : 한성(寒性), 열성(熱性)

2) 내인(內因)

① 폐장(肺臟)허약 : 폐기(肺氣) 부족, 폐음(肺陰) 부족
② 가래 생성 : 선천적으로 가래가 많거나 비위(脾胃)가 허약하여 가래를 많이 생성함
③ 스트레스성 : 일명 '화병'이라고 하는데, 고도의 스트레스가 기관지를 다스리는 신경에 영향을 미치면 기침을 유발할 수 있다.
④ 신허(腎虛) : 한의학에서는 신장이 기를 아래로 내리는 작용이 있다고 한다. 나이가 연로하거나 몸이 허약하면 기를 못 내려서 폐의 기가 위로 올라가 기침을 하게 되는 것이다.

감별주의

① 폐결핵

② 폐암

③ 천식

④ 기관지 확상증

분류

1. 한성(寒性) 감기 기침

- 증상 : 기침, 묽고 흰 가래, 코막힘, 재채기, 맑은 콧물, 오한, 두통, 무한(無汗)
- 방약 : 총백3개, 생강2쪽, 계피3g, 어성초4g, 길경3g, 진피3g
- 배합 : 콧물이 많으면 세신3g을 첨가한다.

2. 열성(熱性) 감기 기침

- 증상 : 기침, 발열, 황색가래, 구강건조, 인후부 통증
- 방약 : 박하3g, 연교3g, 금은화5g, 어성초5g, 길경3g, 죽력10ml
- 배합 : ① 기침을 심하면 행인2g, 머리가 아프면 천궁2g, 전신이 아프면 갈근5g을 첨가한다.
  ② 소화불량이 있으면 산사4g을 첨가한다.

3. 한성(寒性) 가래 생성

- 증상 : 기침, 대량 가래, 가래가 미끈함. 가슴 답답함, 식욕부진, 대변묽음
- 방약 : 당삼4g, 복령4g, 백출4g, 진피3g, 길경2g, 건강3g
- 배합 : 가래가 많으면 반하^(법제)3g을 첨가한다.

4. 열성(熱性) 가래 생성

- 증상 : 기침, 대량 가래, 가래가 미끈하고 황색, 객담시 배출이 어려움, 혹은 가래에 비린 냄새, 가슴 답답함, 혹은 가슴통증, 얼굴이 붉은색, 혹은 신체 발열, 구강건조
- 방약 : 상백피5g, 치자3g, 길경3g, 복령4g, 죽력5ml
- 배합 : 폐에 염증이 있으면 어성초7g, 금은화5g을 배합한다.

> 참고
> 대나무는 잎, 줄기내부, 생대나무 액체까지 모두 사용한다. 공통적으로 해열작용이 있다. 죽력은 해열작용에 거담작용이 탁월하여 임상에서도 자주 사용한다.

5. 스트레스성 기침

- 증상 : 기침시 얼굴이 붉어지고 심리와 관계있고, 옆구리 통증, 구강건조, 입씀, 소량가래(목에 가래가 걸린 듯함)
- 방약 : 상백피5g, 적작약5g, 국화5g, 상엽5g, 지실3g, 길경3g

🍃 배합 : ① 열(熱)로 음(陰)의 손상이 있으면 사삼5g, 맥문동5g을 배
합한다.

② 객담이 어려우면 죽력5ml을 첨가한다.

---

*스트레스성 : 스트레스라는 말은 영어이고 우리말로는 신경성이라 한다. 순수한 민간용
어로는 '화병'이라 하고, 한의학에서는 '기체(氣滯)'라고 한다. 고대 몇 천년 진에도 신경
성으로 인해 암이나 신경성위염 등이 유발한다고 보았고, 심리적인 건강의 중요성을 역
설하였다.

---

6. 폐음부족(肺陰不足: 폐에 음액이 부족한 증상)

🍃 증상 : 마른기침, 가래가 적고 혹은 가래 중에 혈액이 있고. 혹은 목
소리가 점진적으로 쉬고, 오후에 발열, 뺨이 붉고, 도한(盜汗:
수면 초기 식은 땀), 구강건조, 신체수척, 피로

🍃 방약 : 사삼5g, 맥문동4g, 상엽4g, 오미자2g, 길경3g

🍃 배합 : ① 신장의 음(陰)이 부족하면 숙지황2g, 양(陽)이 부족하면
두충3g을 배합한다.

② 폐의 기(氣)가 허약한 자는 동충하초2g을 배합한다.

③ 가래에 혈액이 있으면 백모근3g, 삼칠2g을 첨가한다.

7. 신허성(腎虛性) 기침

🍃 증상 : 활동 후에 호흡이 촉박하고, 요통 등의 증상이 있고, 사지무

력이 있다. 신장의 음이 부족하면 마른기침, 가래가 적고, 수면후 식은땀이 나거나 변비가 있고, 양기가 허약하면 사지가 찬 경우가 많다.

🍃 방약 : 음허(陰虛): 숙지황3g, 구기자4g, 사삼5g, 맥문동4g, 상엽4g, 오미자2g, 길경3g, 두충3g

　　　 양허(陽虛): 두충5g, 토사자5g, 사삼3g, 구기자3g, 오미자2g, 길경3g

🍃 배합 : ① 신장의 음(陰)이 부족하면 숙지황2g, 양(陽)이 부족하면 두충3g을 배합한다.

　　　 ② 폐의 기(氣)가 허약한 자는 동충하초2g을 배합한다.

　　　 ③ 가래에 혈액이 있으면 백모근3g, 삼칠2g을 첨가한다.

참고

　　폐음부족으로 인한 기침은 가을에 많이 발생한다. 가을은 오행에서 조(燥)에 해당되고, 건조하다. 이때 폐에 음(陰)을 보충하여 기침을 멎게 한다.

*

　　지황을 그냥 말린 것은 생지황이라 하고, 막걸리에 쪄서 말린 것을 숙지황이라 한다. 생지황은 음이 허약하고 열이 있는 증상에 많이 사용하고, 숙지황은 음을 보(補)하는 보약으로 많이 사용한다. 숙지황을 대량이나 장기간 복용하면 소화장애가 있으므로 필히 소화제와 같이 사용해야 한다.

*

　　음이 허(虛)해도 양을 보(補)하는 차를 소량 첨가하고, 양이 허약해도 음(陰)을 보(補)하는 차를 첨가하면 효능을 더 높일 수 있다.

천 식

개론 모종의 원인으로 기관지가 경련하거나 수축되어 호흡곤란을 일으키는 질병이다. 천식은 알러시성 질환으로 면역계 이상이 있다. 겨울에 많이 재발하고, 증상이 심한 경우에는 입원치료를 받아야 한다. 여름에 증상이 발작하지 않았을 때 한방차로 시도해 보는 것이 좋을 것이다.

병인

① 외사(外邪)침입: 한열(寒熱), 화분(花粉), 먼지 등
② 음식
③ 심리상태
④ 신체허약

감별주의

① 호흡촉박
② 폐수종
③ 기관지 확장증

A. 발작기

1. 한성(寒性) 천식

- 증상 : 호흡촉박, 천식소리, 가슴 답답함, 추워 보이고, 땀이 없거나 입이 마르지 않다.
- 방약 : 마른생강3g, 애엽3g, 석창포3g, 감초2g, 황기5g
- 배합 : ① 가래가 많으면 복령4g, 백출4g을 첨가한다.

  ② 평소에 폐가 허약하면 오미자2g, 동충하초2g을 첨가한다.

2. 열성(熱性) 천식

- 증상 : 호흡촉박, 천식소리, 가슴 답답함, 발열, 황색 가래, 땀을 많이 흘리거나 입이 건조하다.
- 방약 : 상엽5g, 어성초5g, 생지황3g, 상백피5g, 판람근5g
- 배합 : ① 가래가 많으면 죽력5ml를 첨가한다.

  ② 음허(陰虛) 증상이 있으면 맥문동5g, 사삼5g을 첨가한다.

B. 만성기

1. 폐가 허약한 천식

- 증상 : 호흡이 짧고 목소리가 약하고, 묽은 가래가 있고, 환절기에 감기에 잘 걸림, 자한(自汗), 추위를 싫어함

◐ 방약 : 황기5g, 백출5g, 오미자2g, 동충하초2g, 방풍5g, 사삼3g,
　　　　길경3g

2. 비장이 허약한 천식

◐ 증상 : 호흡이 짧고 쉽게 피로하고 음식으로 인한 발작이 많음, 식욕
　　　　부진, 가래가 많고, 자주 설사하고 얼굴이 누렇게 뜬 경우가
　　　　많다.

◐ 방약 : 당삼5g, 백출5g, 복령5g, 진피3g, 오가피2g, 동충하초2g

3. 신장이 허약한 천식

◐ 증상 : 평소 호흡이 촉박하고 움직이면 심해지고, 요통, 이명(耳鳴)
　　　　이 있고, 신장의 양기나 음이 허약한 증상이 있기도 한다.

◐ 방약 : 숙지황2g, 산수유2g, 산약5g, 오미자2g, 동충하초2g, 산사
　　　　4g, 두충3g

---

*동충하초(冬蟲夏草): 현재 중국에서 판매중인 보약 중에서 최고가품에 해당되는 약재이
다. 희귀성과 효능면에서 인정을 받고 있기 때문이다. 동충하초는 일반 평지에서는 생산
이 되지 않고 해발 3000~4000m에서 생산된다.

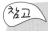

한의학적인 비장과 현대의학에서 말하는 비장은 개념상에 차이가 많다.
고대에 인식한 비장을 현대의학적으로 보면 소장, 췌장에 해당된다.

02 순환기 질환

심근경색

개론 심장혈관의 동맥경화로 인해 혈액공급이 되지 않아 통증을 유발하는 증상이다. 심리, 온도 등과 밀접한 관계가 있고, 가슴의 좌측부위와 뒤쪽 혹은 어깨의 통증이 있기도 한다. 심근경색은 위급한 질환으로 발병 시에는 바로 병원에 가서 응급치료를 받아야 한다. 평상시에 적당한 운동과 식이요법, 한방차로 조리한다면 호전될 수 있다.

병인

① 한사(寒邪)침입
② 심리장애
③ 간신(肝腎)허약
④ 식이 부조화

감별주의

① 늑골염

② 위염

③ 식도염

④ 외상

분류

1. 동맥경화증

- 증상 : 흉부의 찌르는 듯한 통증, 통증부위 일정, 야간에 가중(加重), 가슴 답답함, 가슴 두근거림, 자주 발작한다.
- 방약 : 당귀2g, 적작약3g, 천궁2g, 홍화3g, 단삼4g, 갈근5g
- 배합 : ① 통증이 심하면 삼칠2g을 배합한다.
  ② 양허(陽虛)증상이 있으면 황기3g이나, 계피3g을 첨가한다.

2. 고 콜레스트롤증

- 증상 : 흉부의 찌르는 듯한 통증, 통증부위 일정, 야간에 가중, 가슴 답답함, 가슴 두근거림, 자주 발작, 설태 황색, 혹은 백색
- 방약 : 당귀2g, 천궁2g, 홍화3g, 단삼4g, 택사10g, 구기자4g, 하엽 5g, 갈근5g
- 배합 : ① 통증이 심하면 삼칠2g을 배합한다.
  ② 양허증상이 있으면 황기3g이나, 계피3g을 첨가한다.

참고

갈근(葛根), 즉 칡뿌리를 말한다. 칡은 고대로부터 애용해 오던 약이고, 한편으로는 구황식품이었다. 과거에는 감기약으로 많이 사용했는데, 최근 용혈(溶血)작용이 발견되어 지금은 중풍, 심장병 예방약으로 많이 사용하고 있다. 칡의 꽃(葛花)은 알콜 해독제로 많이 사용한다.

3. 저혈압, 심기(心氣) 허약

- 🍃 증상 : 흉부의 경미한 통증, 활동후 가중, 가슴 답답함, 가슴 두근거림, 사지가 냉함
- 🍃 방약 : 계피3g, 인삼4g, 단삼5g, 홍화3g, 진피5g
- 🍃 배합 : ① 부종이 있으면 익모초3g, 복령4g 등을 배합한다.
  ② 신장의 양기가 허약하면 두충5g, 토사자5g을 첨가한다.

4. 심기혈(心氣血) 부족

- 🍃 증상 : 흉부에 경미한 통증, 가슴 두근거림, 활동후 가중, 얼굴 창백, 가끔 발병, 피로
- 🍃 방약 : 인삼3g, 백출4g, 복령4g, 백작약3g, 당귀2g, 단삼4g, 진피4g, 대추 3개

5. 신장의 양기부족

- 증상 : 흉부에 경미한 통증, 추위에 노출되면 가중, 가슴두근거림, 발한(發汗), 요통, 피로, 사지한냉, 입술자색, 혹은 활동 후 가중
- 방약 : 두충4g, 계피4g, 인삼4g, 산수유2g, 구기자4g, 동충하초2g, 토사자5g
- 배합 : ① 부종이 있으면 복령4g, 익모초4g을 첨가한다.
  ② 어혈이 있으면 단삼4g을 배합한다.

부정맥

개론 심장의 불규칙인 박동을 말한다. 규칙이란 박동간의 시간적인 일치와 균일한 박동의 압력을 의미한다. 두 가지 다 규칙적이어야 정상이고, 불규칙 상태가 많을수록 위험한 상태이다.

병인

① 외사(外邪) 침입
② 심리상태
③ 식이 부조화
④ 신체 허약
⑤ 화학성 물질

감별주의

① 심근경색

② 빈혈

분류

1. 상 호흡기 감염

🍃 증상 : 가슴 두근거림, 흉부통증, 발열, 혹은 전신 통증, 기침 등

🍃 방약 : 한증(寒證): 어성초5g, 판람근5g, 생강3쪽, 자초5g, 산사5g

　　　　 열증(熱證): 어성초5g, 판람근5g, 황금3g, 금은화5g

🍃 배합 : ① 누런 가래가 많으면 죽력10ml를 첨가한다.

　　　　 ② 기침이 있으면 길경3g을 첨가한다.

2. 심장, 비장의 허약

🍃 증상 : 가슴 두근거림, 불면증, 과도한 사고(思考) 후 가중, 피로, 어
　　　　 지러움, 건망증, 식욕부진

🍃 방약 : 인삼3g, 백출5g, 복령5g, 산조인3g, 산사5g

🍃 배합 : ① 어지러움증이 있으면 백작약5g, 당귀2g을 첨가한다.

　　　　 ② 스트레스가 심하면 진피3g을 첨가한다.

3. 음허성(陰虛性) 발열

- 증상 : 가슴 두근거림, 어지러움, 이명, 신체수척, 수면후 식은 땀, 구강건조, 변비
- 방약 : 생지황3g, 맥문동3g, 당귀2g, 오미자2g, 길경2g, 산사3g
- 배합 : ① 열이 많으면 지모5g을 첨가한다.

4. 심장의 양기 부족

- 증상 : 가슴 두근거림, 활동 후 가중, 추위를 많이 탐, 가슴 답답함, 활동 후 발한
- 방약 : 계지3g, 자감초3g, 용치3g, 모려3g, 황기3g
- 배합 : ① 부종이 있으면 복령5g을 첨가한다.
  ② 어혈이 있으면 단삼5g, 홍화4g을 첨가한다.

5. 고 지질혈증

- 증상 : 가슴 두근거림, 통증 부위 일정, 어지러움, 가슴답답함, 피로, 혹은 흉부 통증
- 방약 : 단삼5g, 홍화4g, 삼칠2g, 적작약3g, 당귀2g, 구기자3g, 하엽4g, 하수오(법제)3g
- 배합 : ① 기(氣)가 허약하면 황기5g을 첨가한다.
  ② 부종이 있으면 복령5g, 차전자4g을 첨가한다.

03 소화기 질환

소화불량

개론 상복부 팽만감, 식욕부진을 주요 증상으로 하는 병증, 일반적으로 만지면 형태가 없고, 눌러도 아프지 않다.

병인

① 외사(外邪) 침입
② 심리 장애
③ 폭음 폭식, 혹은 부적절한 식사
④ 비·위장 허약

감별주의

① 위통
② 간병
③ 위암

분류

1. 위장의 기(氣)가 막힘

- 증상 : 상복부 팽만감, 식후 가중, 트림, 식욕부진
- 방약 : 자소엽5g, 향부3g, 진피3g, 생강3g, 산사(焦)5g, 신곡(焦)5g, 맥아(焦)5g
- 배합 : ① 습(濕)이 있으면 후박3g, 사인3g을 첨가한다.
  ② 위장에 열이 있으면 포공영5g을 첨가한다.

2. 습열(濕熱)의 뭉침

- 증상 : 상복부 팽만감과 경미한 통증, 복부가스 생성, 가슴 답답함과 발열감, 구역질
- 방약 : 반하(법제)3g, 황금3g, 황연2g, 당삼4g, 대조3개, 건강3g, 지실3g, 백출5g, 향부4g
- 배합 : 소화불량이 심하면 산사(焦)5g, 신곡(焦)5g, 맥아(焦)5g을 첨가한다.

3. 열사(熱邪)가 내부로 침입

- 증상 : 상복부 팽만감, 발열감, 가슴 답답함, 발한(發汗), 대변 건조, 소변감소
- 방약 : 포공영5g, 지실4g, 후박3g, 목향4g, 사인3g

🍃 배합 : ① 구강건조가 심하면 사삼3g, 맥문동3g을 첨가한다.

② 변비가 심하면 결명자10g을 첨가한다.

4. 식적(食積: 음식이 위장내에 쌓여있는 증상)

🍃 증상 : 상복부 팽만감, 트림, 상복부를 누르면 가중, 구역질, 식욕부
진, 대변이상

🍃 방약 : 산사(焦)5g, 신곡(焦)5g, 맥아(焦)5g, 지실4g, 후박3g, 사인3g

🍃 배합 : ① 위장에 열이 있으면 포공영5g을 첨가한다.

② 위장부위에 통증이 있으면 목향4g을 첨가한다.

③ 열성 변비가 있으면 결명자10g, 포공영5g을 첨가한다.

5. 습(濕)이 많은 소화불량

🍃 증상 : 상복부 팽만감, 구역질, 어지러움, 피로, 입이 텁텁하고 누런
설태가 많음

🍃 방약 : 반하(법제)3g, 복령5g, 지실4g, 후박3g, 사인3g, 포공영5g

🍃 배합 : 대변이 무르면 당삼5g, 백출5g을 첨가한다.

6. 간과 위장의 기(氣)가 막힘

🍃 증상 : 상복부 팽만감, 옆구리 통증, 트림, 가슴이 답답하고 화를 잘
냄, 심리와 유관

🍃 방약 : 시호4g, 향부4g, 백작약4g, 천궁3g, 반하(법제)3g, 진피3g, 지
실3g

🍃 배합 : ① 소화불량이 심하면 산사(焦)5g, 신곡(焦)5g, 맥아(焦)5g을 첨
가한다.

② 위장에 열감이 있으면 포공영5g을 첨가한다.

7. 비위허약(脾胃虛弱)

🍃 증상 : 상복부 팽만감, 따뜻한 것을 좋아함, 피로, 식욕부진, 설사,
신체허약

🍃 방약 : 당삼5g, 백출5g, 복령5g, 진피3g, 반하3g, 산사(焦)5g, 신곡
(焦)5g, 맥아(焦)5g

🍃 배합 : 추위를 많이 타면 건강4g을 추가한다.

8. 위장의 음허(陰虛)

🍃 증상 : 상복부 팽만감, 배고픔을 모름, 구강건조, 대변 건조, 신체수척

🍃 방약 : 사삼4g, 옥죽4g, 맥문동4g

🍃 배합 : ① 소화불량이 있으면 산사(焦)5g, 신곡(焦)5g, 맥아(焦)5g을 첨
가한다.

② 비위가 허약하면 당삼5g, 백출5g, 복령5g을 첨가한다.

---

*법제: 한방차의 재료를 굽거나 삶거나 하는 것을 법제라 한다. 독을 없애거나 효능의 변화를 유도하기 위해서 실시한다. 같은 약일지라도 법제의 상태에 따라 효능과 용도가 달라진다.

참고 **법제 방법**

① 초(炒): 누렇게 볶은 것
② 초(焦): 검게 볶는 것
③ 자(炙): 다른 액성 물질(꿀 등)을 배합하여 굽는 것
④ 단(煅): 재가 되도록 굽는 것

위장통

개론 상복부 위장 부위의 통증. 위장 통증이 있는 병증은 위염, 위궤양, 위경련, 위암 등이다. 상복부에 통증이 있는 병증은 다양하므로 감별에 주의해야 한다.

병인

① 외사(外邪) 침입 : 한사(寒邪) 침입
② 식이(食餌) 부조화 : 비위생적인 음식, 과식, 폭식, 자극적인 음식
③ 심리적인 요소 : 스트레스
④ 비위허약

감별주의

① 심장병

② 담낭염

③ 췌장염

④ 비뇨기 결석

⑤ 담낭염

분류

1. 일반적인 위장염

🍃 증상 : 위장부위 팽만, 통증, 식후 가중, 트림, 식욕부진, 과거 식중
독 등의 병력

🍃 방약 : 자소4g, 진피3g, 백출4g, 복령4g, 사인2g, 대추2개, 연교2g

🍃 배합 : ① 통증이 심하면 삼칠2g을 배합한다.

② 소화불량이 심하면 산사(焦)4g, 맥아4g을 첨가한다.

2. 신경성 위염

🍃 증상 : 위장부위 팽만, 옆구리 · 위장부위 통증, 심리적으로 흥분 시
가중, 식욕부진, 심리상태 불안, 수면장애

🍃 방약 : 시호3g, 향부3g, 자소4g, 하경5g, 적작약4g, 당귀2g, 진피
3g, 사인2g, 산사4g

- 배합 : ① 통증이 심하면 삼칠2g을 배합한다.

　　　 ② 변비, 작열감이 있으면 포공영4g, 결명자7g을 추가한다.

3. 미란성(糜爛性) 위염

- 증상 : 위장부위 작열감, 찬 것을 먹으면 시원하고, 따뜻한 것을 먹으면 더욱 심함, 구강건조, 구취, 변비, 혹은 혈변
- 방약 : 자소경5g, 하경(荷梗)5g, 포공영4g, 연교4g, 금은화4g, 삼칠2g
- 배합 : ① 소화불량 증상이 있으면 맥아4g을 첨가한다.

　　　 ② 구토 증상이 있으면 생강1쪽 첨가한다.

4. 비위허한성(脾胃虛寒性) 위염

- 증상 : 통증이 심하지 않으나 찬 것을 섭취하거나 찬 곳에 자면 심하고, 따뜻한 것을 섭취하면 편안함을 느끼고, 복부에 맛사지를 하면 통증이 감소하고, 평소에 피로를 많이 느끼고, 얼굴이 초췌하고, 식욕이 없고, 대변이 묽음.
- 방약 : 황기3g, 당삼4g, 백출4g, 복령4g, 산약4g, 대추2개, 사인2g, 산사4g, 건강3g
- 배합 : ① 설사가 심하면 율무10g을 첨가한다.

　　　 ② 스트레스가 심하면 진피3g을 첨가한다.

　　　 ③ 통증이 있으면 삼칠2g을 첨가한다.

5. 위, 십이지장 궤양

- 증상 : 위내시경 상에 파여 있고 통증이 없는 것도 있지만 대부분이
  심하다. 식후 통증이 있으면 위궤양이 많고, 공복에 통증이
  있으면 십이지장궤양이 많다. 그 외 혈변, 식욕이상, 대변이
  상 등의 증상이 있다.
- 방약 : 황기3g, 적작약4g, 포공영4g, 백출4g, 복령4g, 지각3g,
  황연2g
- 배합 : ① 설사가 심하면 율무10g을 첨가한다.
  ② 통증과 혈변이 있으면 삼칠2g을 첨가한다.

참고

위장 병변은 스트레스, 식사와 연관성이 많다. 정시(定時), 정량(定量)으로 식사하고 스트레스를 없애준다면 위장병은 반 이상은 치료한 셈이다. 그리고 자극적인 음식을 피하는 것도 아주 중요하다.

*

한약차는 사용하는 부위 별로 이름이 다르다. 마지막 자를 보면 부위를 알 수 있다. 잎은 엽(葉), 줄기는 경(梗), 뿌리는 근(根), 종자는 자(子), 종자의 내부 핵은 인(仁), 가지는 지(枝), 껍질은 피(皮) 자를 사용한다.

구 토

개론 위장의 내용물이 구강을 통하여 배출하는 증상. 구토하는 병증은 다양하므로 연로하고 각종 성인병이 있다면 먼저 병원에서 정밀검사를 받는 것이 우선이다. 그 검사에서 아무런 병증이 발견되지 않으면 한방차로 시술해볼 만하다.

병인

① 외사침입(外邪侵入)
② 음식섭취 부적합
③ 스트레스
④ 비위허약(脾胃虛弱)

감별주의

① 장폐색(腸閉塞)
② 뇌병변, 뇌손상
③ 콜레라
④ 음주 혹은 약물중독

분류

1. 감기 등으로 인한 구토

🍃 증상 : 급성발생, 돌연구토, 오한, 발열 등 증상, 상복부팽만감, 식욕
부진

🍃 방약 : 한사(寒邪)-자소4g, 생강3쪽, 산사4g, 계피3g

열사(熱邪)-포공영5g, 지각3g, 생강2쪽, 산사4g

여름-곽향5g, 생강2쪽, 산사4g

2. 소화불량

🍃 증상 : 신물구토, 상복부 팽만, 트림, 식후 가중, 대변이상, 악취 가중

🍃 방약 : 생강2쪽, 산사4g, 사인3g, 맥아4g, 지각3g

🍃 배합 : ① 열(熱)이 있으면 연교4g을 첨가한다.

② 복부가 차고 비위가 허약하면 당삼4g, 백출4g을 첨가한다.

3. 스트레스성 구토

🍃 증상 : 구토, 신물 트림, 트림 빈번, 흉복부 팽만 · 통증, 심리와 유관

🍃 방약 : 시호3g, 후박3g, 진피3g, 적작약3g, 당귀2g, 산사4g, 생강2쪽

🍃 배합 : 변비가 있으면 결명자10g을 첨가한다.

참고

작약은 백작약, 적작약 두 종류가 있다. 꽃이 흰색이면 백작약이고, 붉은 색이면 적작약이라 한다. 적작약은 기(氣)를 돌려주면서 해열작용이 있고, 백작약은 기를 돌리면서 혈을 보(補)하는 작용이 있다.

4. 비위 허한성(脾胃 虛寒性) 구토

- 🍃 증상 : 조금만 음식을 잘 못 섭취해도 구토, 설사가 발병하고, 평소 식욕부진, 안색이 초췌하고, 피로를 잘 느낀다. 찬 것을 섭취 하면 더 심해질 수 있다.
- 🍃 방약 : 당삼4g, 백출4g, 복령4g, 산약4g, 건강3g, 산사4g
- 🍃 배합 : ① 비위장의 기가 돌지 않으면 진피3g을 첨가한다.
  ② 설사하면 율무10g을 추가한다.
  ③ 복통이 있으면 오매5g을 배합한다.

5. 위장의 음허(陰虛)

- 🍃 증상 : 구토 반복적인 재발, 구역질, 구토소량, 혹은 거품, 구강건조, 식욕부진, 혹은 오후발열, 혹은 토끼변
- 🍃 방약 : 인삼3g, 맥문동4g, 구기자3g, 산사4g
- 🍃 배합 : 음허성 변비가 있으면 당귀3g을 첨가한다.

복통, 설사

개론 배꼽 주위의 통증을 복통이라 한다. 설사는 대변에 수분량이 많고 횟수가 증가한 증상이다. 복통이 심하면 정확한 통증부위를 판단하기 어렵고, 또한 여러 가지 위험한 질병이 있기 때문에 정밀검사를 받을 필요가 있다.

병인

① 외사침입(外邪侵入)
② 음식 섭취 부적합
③ 심리적인 원인
④ 비신(脾腎)의 양기 허약

감별주의

① 위장통, 식도염, 췌장염
② 심근경색
③ 비뇨기 결석
④ 자궁외임신, 생리통
⑤ 기타 외과성 질환

1. 한사성(寒邪性: 찬 성질의 외사)

- 증상 : 통증급박, 따뜻하게 하면 통증이 경감하고 차게 하면 통증이
  심해지고, 신체오한, 사지냉한, 구강에 갈증이 없고, 소변이
  맑고 길다.

- 방약 : 복통: 고량강5g, 건강3g, 자소4g, 진피3g, 오매3g
  설사: 곽향5g, 건강3g, 백출4g, 복령4g, 오매4g

> **참고** 오매는 매실을 훈제한 것이다. 매실을 술에 담가 먹기도 하고, 설탕을 넣
> 어 발효시켜 복용하기도 한다. 장시간 담가 두면 종자에서 독성이 빠져오기 때문에
> 주의해야 한다.
>
> *
>
> 건강은 생강 말린 것을 말한다. 생강은 감기약에 많이 사용하고, 건강은
> 비위의 양기가 허약한 증상에 많이 사용한다.

2. 습열(濕熱)의 뭉침

- 증상 : 복부가 팽만하고, 통증이 있음, 환부 맛사지를 싫어함, 변비
  혹은 배변이 상쾌하지 않고, 가슴이 답답함, 구강건조, 몸이
  덥고, 발한, 소변이 붉음

- 방약 : 복통: 지실3g, 치자3g, 결명자7g, 알로에3g, 연교3g, 황연
  2g

설사 : 갈근5g, 포공영3g, 황금3g, 복령4g, 차전초5g, 율무10g

참고

　　결명자는 속을 차게 하는 작용이 있는데다 장을 자극하여 설사를 유발하는 작용이 있다. 대량으로 장기간 복용하면 장이 냉해지고, 장점막 자극으로 장염을 유발할 수 있으므로 대량으로 장기간 복용해서는 안 된다.

3. 비위의 양기부족

● 증상 : 경미한 통증, 시시 때때로 아프고, 따뜻한 것이나 맛사지를 좋아하고, 배 고플 때나 피로시 가중, 피로, 신체냉한, 식욕부진, 안색창백

● 방약 : 인삼3g, 백출4g, 복령4g, 산약4g, 건강3g, 대추2개, 오매3g, 사인3g

참고

　　비장을 '후천지본(後天之本)'의 장기라 한다. 출생후의 건강에 있어 근본이 된다는 뜻이다. 어떤 병에서나 음식섭취가 가장 근본이 된다고 볼 수 있다. 여기서 비장의 작용은 섭취한 음식을 소화 잘 시키고, 흡수를 잘하고, 또한 배설을 잘하는 것을 말한다. 비장이 허약하면 안색도 안좋고 자주 피로한 것은 섭취한 음식을 올바르게 흡수와 운송을 못해서 생긴 연유이다.

4. 소화불량

- 증상 : 복부팽만, 통증이 심하여 환부 맛사지를 싫어하고, 트림이 심하고, 거식, 설사 후 통증 경감, 대변의 냄새가 심하다.
- 방약 : 산사5g, 사인3g, 맥아5g, 연교3g, 알로에2g

> **참고**
>
> 산사는 과일에 해당되는데 한국에서는 종자 개량을 하지 않아 과육이 먹을 것이 없고, 또한 과일로 생산하지 않는다. 산사는 소화 작용뿐만 아니라 콜레스트롤을 감소시키고, 혈액을 맑게 하는 작용이 있어 성인병에 자주 사용한다. 그러나 너무 시기(酸) 때문에 위염, 위궤양 환자는 주의해서 복용해야 한다.

5. 스트레스성

- 증상 : 복부팽만통증, 옆구리 통증, 심리와 상관있다.
- 방약 : 복통−진피3g, 지각3g, 작약3g, 감초2g, 오매5g, 시호3g
  설사−백출4g, 지각3g, 진피3g, 복령4g, 오매5g, 시호3g
- 배합 : ① 비장 허약 증상이 있으면 당삼3g, 복령3g 등을 배합한다.
  ② 한성(寒性)이 있으면 건강3g을 첨가한다.

> **참고**
>
> 감초는 고대로부터 다용도로 사용해 왔다. 최근 약리 실험에서 감초에 스테로이드 성분이 있는 것이 발견 되었다. 감초를 장기간 복용하면 수종, 혈압상승 등 여러 가지 부작용이 발생할 수 있다.

6. 신장 양기 허약성 설사

● 증상 : 새벽에 복통과 설사, 미(未)소화성 변(便) 배설, 설사후 통증 경감, 사지한랭, 복부에 뜨거운 시프를 해주면 통증이 경감하고, 요통이 있다.

● 방약 : 두충4g, 토사자4g, 백출4g, 복령4g, 산약3g, 오매3g

> **참고**
>
> 신장을 '선천지본(先天之本)'의 장기라 한다. 타고난 체질을 의미한다. 신장의 양기가 허약하면 하복부가 냉해진다. 냉장고에 음식을 넣으면 안 상하는 것처럼 하복부가 서늘하면 음식을 삭이지 못하여 설사를 하는 것이다.

변 비

개론 대변의 수분량이 감소하여 대변의 횟수가 줄어든 것을 말한다. 사람에 따라 대변의 횟수가 차이가 있으나 1~2일에 1회 배설하는 것을 정상으로 한다.

병인

① 위, 대장의 열
② 심리적인 원인

③ 체액 부족

④ 한사(寒邪)의 뭉침

감별주의

① 암성(癌性) 변비

② 장폐색(腸閉塞)

③ 약물 복용

분류

1. 장위(腸胃)에 열이 뭉침

🍃 증상 : 대변건조, 복부팽만, 구강건조, 구취, 안면이 붉고 몸에 열이
있고, 가슴이 답답하고 불안하고, 다한(多汗), 찬 음료를 좋아
하고, 소변이 붉고 적다.

🍃 방약 : 지실3g, 결명자7g, 포공영3g, 생지황3g, 산사5g

🍃 배합 : 상기의 처방 복용 후 효능이 없으면 알로에 2g을 추가한다.

2. 스트레스

🍃 증상 : 대변건조, 변욕(便慾)은 있으나 배설이 어렵고, 복부팽만과
통증, 가슴 답답함, 트림, 식욕부진, 대변후 불쾌감

🍃 방약 : 시호3g, 지실3g, 결명자5g, 당귀2g, 작약3g

🍃 배합 : ① 비장이 허약하면 당삼4g, 백출4g 등을 배합한다.
② 몸이 차면 지실 대신에 진피3g을 사용한다.

참고

진피는 귤껍질이고, 지실은 탱자이다. 작용은 유사한 점도 있으나 다르다. 진피는 따뜻한 성질이고, 지실은 찬 성질이다. 스트레스가 있으면서 몸이 차면 진피를 사용하고, 더우면 지실을 사용한다. 둘 다 혈압을 상승시키는 작용이 있으므로 고혈압 환자는 유의한다.

3. 혈허성(血虛性) 변비

● 증상 : 대변건조, 안면 창백, 어지러움, 가슴 두근거림, 불면증, 건망증, 혹은 구강건조, 오후발열, 수면 후 식은 땀

● 방약 : 백작약3g, 당귀2g, 생지황3g, 사삼3g, 맥문동3g, 산사4g

참고

혈허(血虛)라는 것은 혈(血)이 허약한 것이므로 현대 병명으로는 빈혈에 해당된다. 혈액에는 산소, 혈당, 백혈구, 적혈구, 혈소판 등 수많은 성분이 함유되어 있고, 심장박동의 압력에 의해 전신을 순환하고 있다. 조직의 수요로 인해 심장에서 공급하는 것이다. 즉 수요과 공급의 법칙에 의해 자동으로 조절되고 있다. 조직의 요구가 많아지거나 혈액자체에 포함한 성분이 정상보다 적을 경우에는 수요에 못 미치므로 공급을 더 많이 하기 위해서 심박동이 빨라진다. 그것이 빈혈성 심박동수 증가이다. 공급하기 위해서 심박동수가 빨라지면 심장자체에서도 에너지 사용 용량이 많아지고, 쉽게 피로해지므로 악순환될 수 있다.

4. 양허성(陽虛性) 변비

- 증상 : 배변곤란, 사지냉한, 따뜻한 것을 좋아하고, 찬 것을 싫어하고, 소변이 맑고 길며, 혹은 요통이 있다.
- 방약 : 황기3g, 당삼4g, 백출4g, 복령4g, 당귀2g, 두충4g, 산사5g

참고

찬 것이나 찬 성질의 음식(맥주 등)을 많이 먹거나 이불을 덮지 않고 잠을 자면 설사하는 사람들이 있다. 이것은 비장이 허약해서 오는 증상이다.

*

변비는 체온과 밀접한 관계가 있다. 인간의 체온은 항상성을 띠고, 수분과 혈액으로 조절하고 있다. 체온이 높으면 혈액을 표면으로 흐르게 하여 식히고, 또한 땀을 배출하여 시원하게 해서 열을 내린다. 저체온증이 되면 반대현상이 일어난다. 대변에는 일정의 수분량을 함유하고 있는데, 발열로 수분이 감소하면 변비를 유발할 수 있다.

적취(積聚)

개론 정기허약이나 장기의 부조화로 인해서 기(氣), 혈(血), 담(痰)이 복부에 뭉친 것을 말하는데, 복부에 팽만감이나 통증이 있기도 하다.

병인

① 스트레스

② 식이 부조화

③ 사기정체(邪氣停滯)

④ 신체허약(장기간 질병)

감별주의

① 암

② 국소부종

분류

A. 취증(聚證)

1. 간기울체(肝氣鬱滯)

- 증상 : 복강내에 기취(氣聚), 당기면서 창만감, 심리에 따라 발생하기도 하고, 소멸하기도 함. 혹은 옆구리 불편감.

- 방약 : 목향5g, 사인3g, 후박5g, 창출5g, 귤피5g, 청피5g, 오약5g, 향부5g, 계심5g, 천궁5g, 지각5g

- 배합 : ① 한사(寒邪)가 많으면 고량강5g, 필발5g을 첨가한다.

  ② 열이 있으면 계심, 오약을 빼고, 단피5g, 치자3g을 첨가한다.

③ 음허증상이 있으면 사삼5g, 맥문동5g을 첨가한다.

2. 식체담조(食滯痰阻: 음식과 담이 막힘)

- 🍃 증상 : 복부팽만 · 통증, 누르면 통증 가중, 변비, 식욕부진, 가슴답답함

- 🍃 방약 : 대황3g, 지실4g, 빈낭5g, 침향5g, 목향5g, 오약5g

- 🍃 배합 : ① 식적(食積)이 심하면 산사5g, 래복자5g을 첨가한다.

  ② 담이 많으면 반하3g, 진피5g을 첨가한다.

B. 적증(積證)

1. 기체어혈(氣滯瘀血: 기와 혈이 뭉침)

- 🍃 증상 : 덩이가 부드럽지만 이동하지 않음, 복부팽만 · 통증감, 혹은 소화불량

- 🍃 방약 : 천련자5g, 현호색5g, 오령지5g, 포황5g

- 🍃 배합 : ① 구강이 쓰면 시호5g, 황금5g을 첨가한다.

  ② 복부가 팽만하면 목향5g, 지실5g을 첨가한다.

2. 어혈내결(瘀血內結)

- 🍃 증상 : 복강내에 종괴, 딱딱하고 이동하지 않음, 안면혈색 암흑, 신체마름, 소화불량

● 방약 : 당귀3g, 천궁5g, 적작약5g, 홍화5g, 오령지5g, 단피5g, 오
약5g, 원호5g, 향부5g, 지각5g

● 배합 : ① 병이 오래되어 신체가 허약하면 당삼5g, 백출5g, 복령5g
을 첨가한다.

3. 정허어혈(正虛瘀血)

● 증상 : 복강내에 단단한 종괴, 통증심함, 얼굴색 황흑색, 신체마름,
피로, 식욕부진, 혹은 부종, 토혈, 변혈

● 방약 : 숙지황3g, 당귀3g, 백작약5g, 천궁5g, 인삼5g, 복령5g, 백
출5g, 삼능3g, 아출3g, 소목3g, 오령지5g

● 배합 : ① 출혈이 심하면 삼능, 아출, 천궁, 당귀를 삼칠3g, 선학초
5g, 천초5g으로 바꾼다.
② 음허증상이 있으면 사삼5g, 석곡5g, 황정5g을 첨가한다.

주의사항

① 심리건강에 유의한다.
② 과도한 음주를 금한다.
③ 옆구리통증, 상복부 불편감, 설사 등의 증상이 장기간 지속되면 정
밀검사를 통해 조기에 진단하고, 적절한 치료를 한다.
④ 황달을 즉시에 적절한 치료하여 적취로 발전을 예방한다.

04 간담(肝膽)질환

협부통증

개론 체간 옆부위, 겨드랑에서 늑골12번 사이의 통증을 말한다. 외상이나 기타 흉부의 암 등의 원인으로 인한 통증이 아니고, 심리적 혹은 간담의 질환으로 인한 통증을 말한다.

병인

① 스트레스
② 어혈
③ 간경습열(肝經濕熱)
④ 담낭의 질환

감별주의

① 심근경색성 통증-좌측
② 외상
③ 위장통
④ 척추병변

분류

1. 스트레스

- 증상 : 옆구리 팽만감, 당기듯한 통증, 통증장소 이동, 심리와 유관, 가슴 답답함, 소화불량, 식욕부진, 트림, 한숨
- 방약 : 시호4g, 진피3g, 지각3g, 백작약3g, 천궁3g, 당귀2g, 감초 2g
- 배합 : ① 열이 있으면 박하3g을 첨가한다.
  ② 소화불량이 심하면 산사4g을 첨가한다.

참고
박하처럼 휘발성 성분이 강한 한방차는 장시간 끓이면 유효성분이 날아 가고 없기 때문에 약 짜기 5분 전에 넣는다. 이것을 '후하(後下)'라 한다.

2. 어혈(瘀血)로 인한 경락의 막힘

- 증상 : 찌르는 듯한 통증, 아픈 곳이 일정하고, 야간에 가중, 얼굴자 색, 혹은 늑골하부에 종괴(덩이)가 있다.
- 방약 : 시호3g, 작약3g, 홍화4g, 천궁3g, 단삼5g, 당귀2g, 지각3g

참고
어혈이란 피가 통하지 않아 막힌 것을 말한다. 넓은 범위에서는 전신의 고콜레스트롤증, 고혈당 등도 말할 수 있지만, 좁은 범위에서는 암이나 기타 종괴 혹은 타박상으로 인한 순환장애도 포함된다.

3. 간경습열(肝經濕熱)

🍃 증상 : 우측 옆구리부위에 통증, 입씀, 소화장애, 구역질이 있거나
기름진 음식 섭취 후 통증이나 소화불량 가중, 혹은 황달이
있다.

🍃 방약 : 황금3g, 치자3g, 차전자5g, 택사5g, 생지황3g, 당귀2g,
시호3g

🍃 배합 : ① 소화불량이 심하면 산사4g을 첨가한다.
② 자주 술을 마시면 갈근5g을 첨가한다.

---

*습(濕)이란: 체내에 존재하는 수분의 일종이다. 체내에는 여러 형태의 수분이 존재한다.
이것들을 음액(陰液), 진액(津液), 혈액 등으로 분류한다. 담(痰)과 습은 비정상적인 대사
물이다. 습은 비장이 허약하여 영양물질을 정상적으로 대사하지 못해 생성된 것이다. 습
이 많으면 기(氣) 순환에 방해되어 몸이 피곤하고, 소화장애, 대변이상 등의 증상이 나타
난다. 습의 유무를 알수 있는 간단한 방법은 설태(舌苔)를 보고 판단한다. 설태가 두껍고
희면 허한성(虛寒性)이고, 두껍고 누런 색이면 열성(熱性)이다.

---

4. 담낭염, 담결석

🍃 증상 : 우측 늑골하부 통증, 우측 견갑부에 방사, 상복부 불편감, 구
역질, 구토, 배변불쾌, 혹은 황달, 기름진 음식 섭취 후 통증
가중, 혹은 흰색대변

● 방약 : 시호3g, 지각3g, 적작약4g, 당귀2g, 포공영3g, 치자2g, 사
　　　　인2g, 산사4g

● 배합 : ① 통증이 심하면 삼칠2g을 첨가한다.

　　　　② 담결석이 있으면 인진호5g을 첨가한다.

5. 간의 음액(陰液) 부족

● 증상 : 옆구리 경미한 통증, 활동 후 가중, 구강건조, 가슴 답답함,
　　　　어지러움, 시력 감퇴

● 방약 : 진피3g, 백작약3g, 천궁2g, 당귀2g, 숙지황2g, 구기자3g.
　　　　사삼3g, 산사4g

● 배합 : 머리에 열이 있고 눈이 충혈되면 국화5g, 상엽5g을 첨가한다.

참고

　　　한의학 이론에 의하면 각 장기는 담당하는 부위가 있다. 옆구리와 유방은
간이 주관하는 부위로 간에 이상(꼭 병리적인 것은 아님)이 있으면 두 곳에 불편감
이 있다. 특히 고도의 기체(氣滯: 스트레스)가 있을 시에도 통증이나 불편감이 발생
한다.

B형 간염

개론 점막이나 수혈로 인해 감염되고, 혈액검사에서 HBs-Ag양성이다. 바이러스의 복제상태에 따라 활동기, 잠복기로 구분한다.

분류

1. 활동기

- 증상 : 피로, 식욕부진, 소화장애, 수면장애, 황달
- 방약 : 시호3g, 적작약4g, 지각3g, 산사3g, 사인2g, 백모근4g, 백화사설초4g, 판람근4g, 인진호4g, 자초5g
- 배합 : ① 소화장애가 있으면 자소3g, 복령4g, 백출4g을 첨가한다.
  ② 출혈증상이 있으면 삼칠2g을 배합한다.

2. 잠복기

- 증상 : 피로, 식욕부진, 소화장애, 수면장애, 혹은 도한(盜汗: 수면후 발한)
- 방약 : 동충하초2g, 황기(炙)3g, 복령4g, 산사4g, 사인3g, 백모근4g, 백화사설초4g, 판람근3g, 인진호4g
- 배합 : ① 열(熱)이 있으면 적작약4g을 첨가한다.
  ② 출혈증상이 있으면 삼칠2g을 배합한다.

> 참고
>
> 황기는 보기약(補氣藥)이다. 건조한 것을 사용하면 보기(補氣)와 이뇨작용이 강하고, 꿀에 담갔다가 볶은 것은 보기(補氣) 작용이 강하다.
>
> *
>
> 상기의 처방은 중국에서 간염의 대가인 관유파(關幼波)의 처방전이다. 관유파는 몇 년전에 사망했지만, 그 당시 전세계에서 많은 간병환자(간염)들이 치료를 받았다. 단순히 상기의 처방을 고정적으로 사용하는 것이 아니고, 증상에 맞게 가감(加減)하여 처방하였다.

지방간

- -

개론 간세포의 병변이나 체내 지방과다로 간조직에서 지방을 처리하지 못해 간내에 쌓인 것을 말한다.

병인

① 간염의 발전

② 장기간 알콜 섭취

③ 화학약품 중독

④ 운동부족

⑤ 과다영양

⑥ 비만, 당뇨병

⑦ 영양실조

감별주의

① 소모성 질환-피로

② 위, 장(腸)병-소화기능 장애

각론

1. 스트레스성 지방간

🍃 증상 : 복부팽만, 혹은 피로, 혹은 소화장애, 평소 화를 잘냄, 혹은 대변이상

🍃 방약 : 시호(醋炒)3g, 지실3g, 진피2g, 택사5g, 구기자5g, 하수오(법제)3g, 하엽5g, 사인2g, 산사4g

🍃 배합 : 변비가 있으면 결명자5g을 배합한다.

2. 알콜성 지방간

🍃 증상 : 복부팽만, 피로, 혹은 소화장애, 장기간 음주, 목부위의 피부와 얼굴 붉음

🍃 방약 : 갈근5g, 갈화3g, 적작약4g, 포공영4g, 택사5g, 산사5g, 지구자4g

🍃 배합 : ① 수면장애가 있으면 치자3g, 복령4g을 첨가한다.

② 설사가 있으면 백출4g, 복령4g을 첨가한다.

3. 비만성 지방간

- 증상 : 신체비만, 복부팽만, 혹은 피로, 혹은 소화장애
- 방약 : 백출5g, 복령4g, 진피3g, 택사5g, 구기자5g, 하수오4g, 하엽6g
- 배합 : ① 운동요법, 식이요법을 동시에 실시한다.
  ② 혈액순환에 장애가 있으면 갈근5g, 단삼4g을 첨가한다.

고지질혈증에는 택사, 하수오, 구기자, 하엽 등을 많이 사용한다.

---

*구기자: 구기자는 과일로서 중국에서는 각종 요리, 차에 넣어 복용한다. 구기자의 뿌리를 지골피라 하는데 한방차로 많이 이용하고, 잎은 채소로 사용하기도 한다. 구기자에는 각종 비타민과 미량원소를 많이 포함하고 있어 인체에 이로운 과일이다. 그러나 음(陰)을 보(補)하는 작용이 강하므로 장기간 대량으로 복용하면 습(濕)이 많아진다.

간경화

개론 간조직이 딱딱하게 굳어가는 증상이다. 경화(硬化)라는 말은 딱딱하게 굳는다는 뜻으로 조직이 경화되면 영지버섯처럼 딱딱해진다. 정상인 사람은 간이 부드러워서 밖에서 잡혀지지 않지만 경화되면 오른쪽 갈비뼈 아래에서 촉지된다.

병인

① 간염성-B, C형간염

② 알콜성

③ 기생충성

④ 화학물질 중독성

⑤ 담즙울체성

⑥ 순환장애성

⑦ 영양불량성

감별주의

① 신장성 수종

② 심장성 수종

분류

1. 초기 간경화

🍃 증상 : 복수없거나 소량, 소화불량, 피로, 옆구리 불편감 혹은 통증

🍃 방약 : 시호3g, 적작약3g, 지각3g, 익모초5g, 단삼5g, 산사5g

🍃 배합 : ① 옆구리 통증이 있으면 향부3g을 추가한다.

　　　　② 소화불량이 있으면 맥아5g을 첨가한다.

　　　　③ 출혈증상이 있으면 삼칠2g을 분말로 복용한다.

　　　　④ 사지에 부종이 심하면 차전자3g, 복령5g, 저령5g을 추가

　　　　　한다.

2. 중기 간경화

🍃 증상 : 중등량 복수, 얼굴초췌하고, 혹은 검은색, 소화불량, 피로, 복
　　　　부 혈관 돌출현저, 옆구리 불편감 혹은 통증, 혹은 혈변, 하지
　　　　말단 피하출혈

🍃 방약 : 황기5g, 백출5g, 익모초5g, 차전자3g, 복령5g, 저령5g, 단
　　　　삼5g, 산사5g

🍃 배합 : ① 옆구리 통증이 있으면 향부3g을 추가한다.

　　　　② 소화불량이 있으면 맥아5g을 첨가한다.

　　　　③ 출혈증상이 있으면 삼칠2g을 분말로 복용한다.

3. 말기 간경화

- 증상 : 복수대량, 얼굴초췌하고 혹은 검은색, 신체 수척, 소화불량, 고도의 피로, 복부 혈관 돌출현저, 옆구리 불편감 혹은 통증, 혹은 혈변, 혹은 도한, 하지말단 피하출혈

- 방약 : 황기5g, 당삼5g, 백출5g, 익모초5g, 차전자3g, 복령5g, 저령5g, 단삼5g, 산사5g

- 배합 : ① 음허증상이 있으면 황기를 제거하고 숙지황2g, 구기자3g 을 추가한다.

    ② 소화불량이 있으면 맥아5g을 첨가한다.

    ③ 출혈증상이 있으면 삼칠2g을 분말로 복용한다.

참고

다슬기탕은 필수아미노산, 미네랄, 철분 등이 많이 함유하고 있어 간기능 회복에 효능이 있는 것으로 밝혀졌다.

＊

한의학에서 각 장기가 주관하는 심리가 있다고 한다. 간은 노(怒: 화냄)를 주관한다. 간이 나빠지면 화를 많이 내고, 또한 화를 많이 내도 간이 나빠진다고 한다. 화를 낸다는 것은 화(火)와 상통하는 의미이다. 화(火)가 많으니까 담당하는 장기가 말라가는 것이다. 그것이 간경화이고, 열이 많으면 염증으로 잘 발전하는데, 그것이 간암이다. 특히 술이나 화학물질도 모두 화(火)에 해당되는 물질로 간에 영향을 미쳐서 병변을 유발한다.

황달

∙∙∙

개론 간이나 담낭의 이상으로 인해 담즙이 정상적으로 순환되지 않고 혈액을 타고 전신으로 퍼져 피부나 점막이 황색으로 나타나는 병증

병인

① 역독침입(疫毒侵入)
② 식이 부조화
③ 어혈조체(瘀血阻滯)
④ 비위허약(脾胃虛弱)

감별주의

① 기미
② 색소침착-귤, 당근 등 대량 섭취

분류

A. 양황(陽黃)

1. 열성황달(熱盛黃疸)

🍃 증상 : 신체 · 안구 선명한 황색, 발열, 구강건조, 소변황색, 변비, 가슴답답함, 옆구리통증, 입씀, 구역질, 구토

- 방약 : 인진5g, 치자5g, 대황5g, 복령5g, 저령5g, 차전자5g, 활석 5g, 호장5g, 토복령5g, 전기황(田基黃)5g
- 배합 : ① 옆구리 통증이 심하면 시호5g, 황금5g, 울금5g, 원호5g, 천련자3g을 첨가한다.
  ② 구역질이 심하면 생강3쪽, 죽여5g, 진피5g을 첨가한다.
  ③ 담낭에 결석이 있으면 금전초10g, 계내금10g, 울금5g을 첨가한다.

2. 습성황달(濕盛黃疸)

- 증상 : 신체 · 안구 선명하지 않은 황색, 신체무거움, 상복부답답함, 식욕부진, 구역질, 대변무름
- 방약 : 인진5g, 복령5g, 저령5g, 택사7g, 백출5g, 계지5g
- 배합 : ① 습이 많으면 곽향5g, 차전자5g, 생의이인5g을 첨가한다.
  ② 상복부가 답답하면 백규인5g, 진피5g, 후박5g을 첨가한다.
  ③ 구역질과 대변무름 증상이 있으면 진피5g, 강반하5g, 황연2g을 첨가한다.

B. 급황달(急黃疸)

- 증상 : 급작스런 발병, 황달 신속하게 발전, 선명한 황색, 고열, 갈증, 옆구리 창만, 변비, 수족경련, 혼수, 섬어(헛소리), 혹은 토혈 · 변혈

🍃 방약 : 수우각10g, 황연2g, 치자3g, 승마5g, 인진5g, 생지황5g, 단
   피5g, 현삼5g

🍃 배합 : ① 출혈증상이 있으면 지유탄5g, 측백엽5g, 백모근5g, 자초
   5g, 천초5g을 첨가한다.

   ② 변비가 심하면 대황5g, 지실5g, 후박5g을 첨가한다.

   ③ 배뇨장애와 부종이 있으면 차전자5g, 복령5g, 택사5g을
   첨가한다.

C. 음황(陰黃)

1. 한습황달(寒濕黃疸)

🍃 증상 : 신체 · 안구 짙은 황색, 상복부 팽만, 식욕부진, 피로, 사지냉
   한, 신체 무거움, 대변무름

🍃 방약 : 인진5g, 부자5g, 건강5g, 백출5g

🍃 배합 : ① 상복부 팽만, 식욕부진, 구역질 증상이 있으면 창출5g, 후
   박5g, 반하5g, 진피5g을 첨가한다.

   ② 습사(濕邪)가 심하면 생의이인5g, 차전자5g, 복령5g, 택
   사5g을 첨가한다.

   ③ 옆구리 통증이 있으면 울금5g, 천련자5g을 첨가한다.

2. 간장어혈(肝臟瘀血)

🍃 증상 : 신체 · 안구 어두운 황색, 상복부 팽만, 식욕부진, 피로, 혹은

　　　　우측 늑골아래 종괴, 혹은 복부 정맥혈관 선명하게 나타남,

　　　　혹은 간부위 은은한 통증.

🍃 방약 : 당귀3g, 적작약5g, 천궁5g, 도인5g, 홍화5g, 단피5g, 오령

　　　　지5g, 원호5g, 오약5g, 향부5g, 지각5g, 인진5g, 택란5g

🍃 배합 : ① 비허(脾虛) 증상이 있으면 황기5g, 당삼5g, 복령5g, 백출

　　　　5g을 첨가한다.

　　　　② 간혈이 부족하면 하수오5g, 구기자5g을 첨가한다.

　　　　③ 출혈증상이 있으면 천초5g, 삼칠2g을 첨가한다.

　　　　④ 종괴가 크면 별갑5g, 아출5g, 단삼5g, 울금5g을 첨가

　　　　한다.

D. 허황(虛黃)

🍃 증상 : 신체 · 안구 옅은 황색, 피로, 어지러움, 심계, 상복부 불편감,

　　　　식욕부진, 대변무름, 혹은 옆구리 통증, 혹은 종괴

🍃 방약 : 이당(飴糖)10g, 계지5g, 작약5g, 생강3쪽, 대추3개

🍃 배합 : ① 기허 증상이 현저하면 황기5g, 인삼5g을 첨가한다.

　　　　② 혈허 증상이 현저하면 당귀3g, 숙지황3g을 첨가한다.

　　　　③ 식욕부진이 심하면 복령5g, 백출5g, 진피5g, 목향5g을

　　　　첨가한다.

　　　　④ 옆구리 통증이 있으면 울금5g, 천련자5g을 첨가한다.

주의사항

① 항상 식생활 위생에 유의한다.

② 과도한 음주를 금한다.

③ 독성물질의 흡입을 유의하고, 약을 함부로 남용하지 않는다.

④ 발병시 균형잡힌 식사, 적질한 운동과 노동을 한다.

⑤ 전염성이 있는 질병으로 진단되면 감염에 주의한다.

05 신경계질환

두 통

개론 머리부위의 각종 형식의 통증을 말한다. 두통의 원인은 무수히 많다. 갑작스런 통증에는 반드시 양의적인 검사를 거쳐 해부, 생리적으로 병변이 없을 때 한방차로 시술하는 것이 바람직할 것으로 생각한다.

병인

1) 외사침입(外邪侵入)-감염

① 풍한(風寒)침입

② 풍열(風熱)침입

③ 열습(熱濕)침입

2) 내상(內傷)

① 간기상항(肝氣上抗)-스트레스

② 간신음허(肝腎陰虛)

③ 기혈부족(氣血不足)

④ 어혈(瘀血)

감별주의

① 외상성(外傷性)

② 뇌병변, 화학물질 중독

각론

A. 외감두통(外感頭痛: 외부에서 사기가 침입하여 생긴 두통)

1. 풍한두통(風寒頭痛: 찬바람이 침입하여 생긴 두통)

- 증상 : 전신통, 통증강렬, 따뜻한 것을 좋아하고 찬 것을 싫어함, 입이 마르지 않음
- 방약 : 천궁3g, 생강3쪽, 계피3g, 애엽4g
- 배합 : ① 전신이 아프면 갈근5g을 첨가한다.

　② 감기 증상이 있으면 어성초7g을 첨가한다.

　③ 코 막힘이 있으면 세신3g을 추가한다.

2. 풍열두통(風熱頭痛: 더운 바람이 침입하여 생긴 두통)

- 증상 : 팽창하는 듯한 두통, 통증강렬, 구강건조, 발열, 얼굴붉음, 변비, 소변황색
- 방약 : 천궁3g, 상엽4g, 국화4g, 금은화3g, 박하3g, 방풍5g
- 배합 : ① 전신이 아프면 갈근5g을 첨가한다.

② 감기 증상이 있으면 어성초7g을 첨가한다.

③ 누런 콧물이 있으면 죽력5ml를 첨가한다.

3. 풍습두통(風濕頭痛: 바람과 습이 침입하여 생긴 두통)

- 증상 : 짜는 듯한 통증, 전신(全身)이 무겁고 열이 많지 않고 가슴 답답함, 식욕부진, 배뇨장애, 배변이 상쾌하지 않음
- 방약 : 석창포4g, 독활4g, 천궁2g, 복령4g, 진피5g
- 배합 : ① 열과 소변장애가 있으면 택사4g, 저령4g, 차전초4g을 첨가한다.

   ② 한습(寒濕)이 있으면 백출5g, 생강3쪽을 첨가한다.

   ③ 고혈압이 있으면 진피를 제거한다.

B. 내상두통(內傷頭痛: 장기의 불균형으로 생긴 두통)

1. 간양두통(肝陽頭痛)-화병(스트레스)

- 증상 : 팽창하는 듯한 통증, 쥐나듯 아프고 일반적으로 양측이 많이 아픔, 어지러움, 화를 잘냄, 가슴답답함, 안면홍조, 입씀, 옆구리 통증, 불면증
- 방약 : 천마3g, 치자2g, 복령4g, 하수오4g, 구기자4g, 적작약4g, 결명자5g
- 배합 : 고혈압이 없으면 지실3g을 첨가한다.

2. 기혈(氣血)부족 두통

🍃 증상 : 통증이 심하지 않고, 때때로 발병하고, 안색이 좋지 않고, 가슴이 두근거리는 증상이 있고, 쉽게 피로하고, 땀을 잘 흘리고, 수면장애가 있다.

🍃 방약 : 당삼5g(인삼3g), 백출4g, 복령4g, 백작약4g, 당귀2g, 천궁 3g, 구기자4g, 대추2개

🍃 배합 : 소화불량이 있으면 산사4g, 맥아4g을 첨가한다.

3. 신허성(腎虛性) 두통

🍃 증상 : 머리가 빈 듯한 두통, 요통, 건망증, 이명(耳鳴), 피로, 혹은 사지냉한, 혹은 도한(盜汗 : 수면후 발한)

🍃 방약 : 숙지황3g, 산약4g, 구기자4g, 산수유2g, 두충4g, 하수오3g

🍃 배합 : ① 신장의 양기가 허약하면 녹용2g을 배합한다.

② 비장의 기혈이 허약하면 백출4g, 복령4g, 당삼4g을 첨가 한다.

> 참고
> 자한(自汗)은 낮에 온도와 관계없이 조금 활동 후 흘리는 땀을 말하고, 도 한(盜汗)은 잠들자마자 흘리는 식은 땀을 말한다. 자한이 많으면 기허증(氣虛症)에 속하고, 도한은 음허증(陰虛症)에 해당된다.

4. 어혈두통(瘀血頭痛)

- 증상 : 두통강렬, 예리한 것으로 찌르는 듯한 통증, 야간 가중, 혹은 두부 외상
- 방약 : 천궁3g, 단삼4g, 홍화4g, 진피3g
- 배합 : ① 양기가 허약하면 생강3쪽, 총백3g, 술(소량)을 첨가한다.
  ② 기허성(氣虛性) 어혈에는 당삼4g, 황기4g, 당귀2g을 첨가한다.

어지러움(眩暈)

개론 차멀미하듯 주위가 빙빙도는 듯한 어지러움과 심지어 넘어지기까지 한다. 귀의 전정기관에 부종으로 어지러움증이 생기기도 한다.

병인

① 간신음허(肝腎陰虛)
② 풍양상요(風陽上撓)-한사(寒邪), 스트레스
③ 기혈부족(氣血不足)
④ 담탁중조(痰濁中阻)-콜레스트롤
⑤ 어혈(瘀血)-콜레스트롤과 동맥경화

감별주의

① 뇌병변

② 간질(癎疾)

③ 기절

④ 차멀미 등 물리적인 원인으로 인한 어지러움

⑤ 화학물질 중독

⑥ 전정기관 병변(menieres disease)

각론

1. 간신음허(肝腎陰虛)

- 증상 : 머리와 눈이 어지럽고, 이명(耳鳴), 건망증, 안구건조, 시력감퇴, 옆구리 통증, 요통, 구강 건조, 불면증
- 방약 : 숙지황3g, 산수유3g, 산약4g, 구기자4g, 우슬5g, 산사4g
- 배합 : 열이 있으면 국화3g, 상엽3g 첨가한다.

2. 풍양상요(風陽上撓: 바람과 양기가 상부로 올라가서 생긴 증상)

- 증상 : 어지러워서 넘어지려고 하고, 이명, 팽창성 두통, 얼굴붉음, 성격급함, 화를 잘냄, 사지떨림, 요통, 가슴 두근거림, 건망증, 불면증, 화낸 후 가중
- 방약 : 천마3g, 황금3g, 치자3g, 숙지황3g, 구기자3g, 하수오3g, 백작약4g, 산사4g, 산대추5g, 우슬5g

🍃배합 : 열이 있으면 국화3g, 상엽3g 첨가한다.

참고   우슬은 간과 신장을 보하는 작용이 있고, 또한 약기운을 아래로 내리는
작용이 있다.

3. 기혈부족(氣血不足)

🍃증상 : 어지러움, 활동후 가중, 피로시 발병, 얼굴색 창백, 피로, 자한
      (自汗), 입술분홍색, 가슴 두근거림

🍃방약 : 당삼5g(인삼3g), 백출4g, 복령4g, 백작약4g, 숙지황3g, 당귀
      2g, 대추2개

🍃배합 : ① 식욕부진이 있으면 산사4g을 첨가한다.
      ② 몸이 차면 건강4g을 첨가한다.

참고   당귀는 보혈약(補血藥)으로 혈액을 생성하는 작용을 하지만, 한편으로는
혈액을 맑게하는 작용도 있고 간의 기를 풀어주는 작용도 한다. 그러나 당귀의 향
으로 알러지를 유발하는 사람도 있고, 설사를 초래할 수 있으므로 처음부터 대량으
로 사용하는 것은 금해야 한다. 일반적으로 처음에는 2g정도 사용하고, 부작용이
없으면 5g 정도 사용한다.

4. 어혈

- 증상 : 어지러움, 때때로 발병, 예리한 것으로 찌르는 듯한 통증, 안면
  검붉은색, 입술·손톱 자색, 가슴 두근거림, 불면증, 이명
- 방약 : 단삼5g, 갈근5g, 홍화4g, 당귀2g, 천궁2g
- 배합 : ① 콜레스트롤이 높으면 택사6g, 구기자5g, 하수오5g, 하엽
  5g을 첨가한다.
  ② 혈압이 높으면 백모근4g, 대계5g 등을 배합한다.
  ③ 변비가 있으면 결명자5g, 알로에2g을 첨가한다.

중풍예방

개론 중풍은 뇌혈관이 어떤 원인으로 막히거나 막혀서 혈관이 터진
병증을 말한다.

병인

① 과도한 스트레스
② 콜레스트롤
③ 외상(外傷)
④ 자연환경-한랭(寒冷)

106

감별주의

① 간질(癎疾)

② 기절

③ 경련

④ 화학물이나 독극물 중독

각론

A. 예방 및 전조증(前兆症)

1. 간양상항(肝陽上抗)−과도한 스트레스

● 증상 : 평소 성질이 급하고 화를 잘 냄, 두통, 어지러움, 혹은 옆구리
　　　　통증

● 방약 : 적작약4g, 국화4g, 상엽4g, 당귀2g, 지실2g(소량), 갈근5g,
　　　　단삼4g, 홍화4g, 천마3g

● 배합 : ① 혈압이 높으면 래복자4g, 대계4g, 지골피4g을 배합한다.

　　　　② 부종이 있거나 소변장애가 있으면 택사5g, 차전초5g을
　　　　　 첨가한다.

　　　　③ 변비가 있으면 결명자5g을 배합한다.

　　　　④ 상기의 처방에 우황청심환을 복용한다.

온도와 심리는 혈압과 혈액순환에 밀접한 관계가 있다. 온도가 낮아지면 혈액의 점도가 낮아져서 혈액순환이 나빠지고 혈관이 수축되어 혈압이 상승한다. 화를 내면 혈관이 수축하고 심근의 수축력이 상승하여 혈압이 상승한다.

2. 고 콜레스트롤증

● 증상 : 혹은 사지의 저린감, 순환장애, 혈압상승, 혹은 비만

● 방약 : 택사5g, 구기자5g, 하엽5g, 하수오4g, 산사4g, 단삼5g, 진피 2g(고혈압시 소량), 황기3g

● 배합 : ① 혈압이 높으면 래복자4g, 대계4g, 지골피4g을 배합한다.

② 부종이 있거나 소변장애가 있으면 옥수수 수염5g, 차전초 5g을 첨가한다.

③ 변비가 있으면 결명자5g을 배합한다.

④ 스트레스가 심하면 시호5g, 적작약5g을 첨가한다.

중풍은 대부분이 겨울에 많이 발생한다. 그 이유는 온도와 상관성이 많 다. 동물성 지방과 설탕은 온도에 민감한 반응이 있고, 온도가 낮아짐에 따라 잘 굳 어져 순환에 장애를 일으킨다. 또한 혈관이 수축한다. 점도는 높아져 핏덩이(혈전) 형성이 잘되고, 또한 압력이 높아져서 중풍을 잘 일으키는 것이다.

3. 어혈(동맥경화증)

- 증상 : 사지의 저린감, 순환장애, 혈압상승, 국소 찌르는 듯한 통증,
  야간 가중

- 방약 : 황기3g, 단삼4g, 갈근5g, 홍화4g, 산사4g, 택사4g, 구기자
  4g, 하엽4g, 하수오3g

- 배합 : ① 혈압이 높으면 래복자4g, 대계4g, 지골피4g을 배합한다.

  ② 부종이 있거나 소변장애가 있으면 택사5g, 차전초5g을
     첨가한다.

  ③ 변비가 있으면 결명자7g을 배합한다.

  ④ 스트레스가 심하면 시호5g, 적작약5g을 첨가한다.

참고

옛말에 '화장실에서 쓰러지면 죽는다' 는 말이 있다. 이말은 바로 중풍을 말한다. 화장실(재래식 화장실)에 쪼그리고 앉으면 고관절과 슬관절이 꺽인다. 오래 동안 앉아 있으면 다리가 저린데 이것은 바로 혈액 순환이 안되기 때문이다. 하체의 혈관을 막은 상태에서 배설하기 위해서 하복부에 힘을 주면 복압이 상승되고, 척추쪽에 있는 대동맥을 압박하게 된다. 이때 하체로 혈액이 못 내려가니까 상부가 가게 되는 것이다. 만약 동맥경화가 있어 혈관의 탄력이 없으면 터져서 중풍이 되는 것이다. 즉, 고혈압이나 동맥경화가 심한 사람은 변비를 조심해야 한다.

B. 후유증

1. 간양상항(肝陽上抗)—A편 참조

2. 고콜레스트롤증—A편 참조

3. 어혈(동맥경화증)—A편 참조

4. 기혈부족(氣血不足)

- 증상 : 반신불수, 중풍 발병이 오래됨, 피로, 얼굴이 푸석함, 혹은 추위를 싫어함
- 방약 : 황기4g, 백출4g, 복령4g, 당귀2g, 백작약4g, 산사4g
- 배합 : ① 어혈이 있으면 단삼4g, 홍화4g 등을 배합한다.

  ② 혈압이 높으면 래복자4g, 대계4g, 지골피4g을 배합한다.

  ③ 부종이 있거나 소변장애가 있으면 택사5g, 차전초5g을 첨가한다.

  ④ 변비가 있으면 결명자6g을 배합한다.

  ⑤ 양기가 부족하면 녹용을 소량 사용한다.

참고

중풍환자는 재발의 위험성을 가지고 있기 때문에 재활치료도 중요하지만 재발 방지에 최우선으로 두어야 한다. 이미 중풍의 후유증을 가지고 있는데 다시 재발하면 악순환이 되고 치료가 점점 힘들어 지고 위험성이 높아진다. 재발방지를 위해서는 피를 맑게하고, 혈압을 정상으로 유지시키는 것이 아주 중요하다.

불면증

개론 특수한 질병 없이 수면장애가 있는 병증

병인

① 기체울증(氣滯鬱症: 기가 막힌 것)—스트레스

② 식이 부조화

③ 신심불화(腎心不和: 심장과 신장이 서로 부조화로움)

④ 비위허약(脾胃虛弱)

감별주의

① 대뇌 암 등

② 약물중독

분류

A. 실증(實證)

1. 간울기체(肝鬱氣滯)

🍃 증상 : 불면증, 잠에 못 들고 자주 악몽을 꿈, 성격이 급하고 화를
잘 냄, 안구충혈, 입씀, 구강건조, 식욕부진

●방약 : 시호4g, 황금4g, 적작약4g, 향부3g, 진피4g, 진주모15g, 용골15g

●배합 : 소화장애가 심하면 산사3g, 맥아5g을 추가한다.

2. 담열상요(痰熱上擾: 담과 열이 위로 올라감)

●증상 : 불면증, 음식과 유관, 머리가 무겁고 어지러움, 가래가 많고 가슴이 답답함

●방약 : 복령5g, 반하3g, 죽여5g, 지각4g, 황연2g, 산사5g, 맥아5g, 라복자5g

●배합 : ① 고혈압이 있으면 지각을 제거한다.

② 설사하면 라복자를 제거한다.

B. 허증(虛證)

1. 음허화왕(陰虛火旺: 음이 허약하여 열이 많음)

●증상 : 가슴이 답답한 불면증, 가슴두근거림, 수족 발열감, 어지러움, 요통, 건망증

●방약 : 황연2g, 황금3g, 백작약4g, 생지황3g, 맥문동3g, 오미자2g, 모려15g

●배합 : ① 혈허(血虛) 증상이 있으면 산조인4g, 아교3g을 추가한다.

② 소화불량이 있으면 산사4g을 추가한다.

2. 심비량허(心脾兩虛: 심장과 비장이 허약함)

- 🍃 증상 : 불면증, 신체허약, 사지 무력, 식욕부진, 얼굴창백
- 🍃 방약 : 당삼5g, 백출5g, 복령5g, 당귀2g, 산조인4g, 야교등4g, 산
  사4g, 용안육5g
- 🍃 배합 : ① 설태에 습(濕)이 있으면 반하3g을 추가한다.
  ② 심장이 허약하면 오미자3g, 백자인4g을 추가한다.

3. 심담기허(心膽氣虛: 심장과 담의 기가 허약)

- 🍃 증상 : 불면증, 수면후 놀래서 깸, 겁이 많고 자주 가슴이 두근거림,
  피로, 자한
- 🍃 방약 : 당삼5g, 복령5g, 창포5g, 계지4g, 산조인5g, 원지3g, 지모
  4g, 모려10g
- 🍃 배합 : ① 혈허(血虛) 증상이 있으면 당귀2g을 추가한다.
  ② 식욕부진 증상이 있으면 산사5g을 첨가한다.

> **참고**
>
> 한의학적으로 증상의 상태를 구분할 때, 실증(實證)과 허증(虛證)으로 나뉜다. 실증은 급성기로 발병한 것이고, 신체가 건강하면서 증상이 강한 것을 말하고, 허증은 만성적이고, 신체가 허약하면서 병증도 강하지 않은 것을 말한다.

우울증

··

개론 심리장애로 인한 기분이 우울한 증상

병인

① 간기울체(肝氣鬱滯: 간기가 막힌 것)
② 심비양허(心脾兩虛: 심장과 비장이 허약함)
③ 간신허약(肝腎虛弱)

감별주의

① 갱년기 장애
② 히스테리

분류

A. 실증

1. 간기울체(肝氣鬱滯)

● 증상 : 정서우울, 흉복부 통증, 한숨을 많이 쉼, 식욕부진, 혹은 구
토, 혹은 생리이상
● 방약 : 시호4g, 향부4g, 지각3g, 작약4g, 천궁3g, 울금3g, 산사4g
● 배합 : ① 어혈 증상이 있으면 단삼5g을 첨가한다.
② 변비가 심하면 결명자10g을 추가한다.

2. 기체화울(氣滯化鬱: 기가 막혀서 열로 변함)

- 증상 : 정서우울, 흉복부 통증, 성격이 급하고 화를 잘냄, 두통이명, 얼굴홍조, 혹은 구강건조, 입씀, 혹은 변비
- 방약 : 시호4g, 백작약5g, 박하5g, 당귀2g, 복령5g, 단피4g, 치자 2g, 울금3g
- 배합 : ① 열이 많으면 황연2g을 추가한다
  ② 변비가 심하면 결명자10g을 추가한다.

3. 기체담울(氣滯痰鬱: 기가 막혀서 담이 생김)

- 증상 : 정서우울, 목부위에 이물질이 있는 듯함, 가슴 답답함
- 방약 : 반하3g, 후박3g, 지각4g, 향부4g, 라복자3g, 자소경5g
- 배합 : ① 열이 많으면 황연2g을 추가한다
  ② 기체가 심하면 시호4g을 추가한다.

B. 허증

1. 기울상심(氣鬱傷心: 기가 막혀 심장을 상하게 함)

- 증상 : 비관적이고 자주 움, 마음이 우울함
- 방약 : 감초3g, 부소맥5g, 대추5개, 산조인5g, 복신5g, 백작약5g, 합환피3g, 모려7g
- 배합 : 기체증상이 있으면 진피3g을 추가한다.

2. 심비량허(心脾兩虛)

- 증상 : 사색적이고 겁이 많음, 불면증, 건망증, 얼굴초췌, 어지러움, 피로, 식욕부진
- 방약 : 당삼5g, 황기3g, 백출5g, 복령5g, 당귀2g, 산조인5g, 용안육5g, 진피4g, 산사4g
- 배합 : 변비가 있으면 진피를 지각4g으로 바꾼다.

3. 음허화왕(陰虛火旺: 음이 많이 부족하여 발열감이 있음)

- 증상 : 어지러움, 이명, 가슴 답답함, 화를 잘 냄, 가슴두근거림, 불면증, 요통
- 방약 : 생지황5g, 산수육4g, 산약5g, 단피4g, 여정자4g, 한련초4g, 시호4g, 백작약4g, 복령5g
- 배합 : 소화불량 증상이 있으면 산사5g을 추가한다.

건망증

개론 물건이나 일을 잘 잊어버리는 증상

병인

① 심비허약(心脾虛弱)

② 심신불교(心腎不交: 심장과 신장이 서로 소통되지 않음)

③ 신체허약

④ 담어조락(痰瘀阻絡: 담과 어혈이 경락을 막음)

감별주의

① 중풍, 간질

② 화학물질 중독

분류

1. 심비허약(心脾虛弱)

🍃 증상 : 불면증, 건망증, 피로, 가슴 두근거림, 어지러움, 식욕부진

🍃 방약 : 당삼5g, 황기4g, 당귀3g, 복령5g, 백출5g, 원지3g, 산조인
5g, 산사5g

2. 심신불교(心腎不交)

- 증상 : 건망증, 요통, 혹은 유정, 어지러움, 이명, 혹은 수족발열, 가슴 답답함
- 방약 : 생지황2g, 숙지황2g, 산수육3g, 복령5g, 단피3g, 여정자3g, 한련초3g, 원지3g, 오미자3g, 모려5g, 용골5g
- 배합 : ① 음허로 인한 발열이 심하면 지모4g을 추가한다.
  ② 소화불량이 있으면 진피3g, 산사4g을 추가한다.

3. 신체허약

- 증상 : 건망증, 신체 수척, 피로, 요통, 빈뇨, 가슴두근거림, 불면증
- 방약 : 인삼5g, 백작약4g, 숙지황3g, 당귀3g, 복령5g, 백출5g, 원지3g, 산조인5g, 산사5g
- 배합 : 양기가 부족하면 녹용을 소량 추가한다.

4. 담어조락(痰瘀阻絡)

- 증상 : 건망증, 언어장애, 무표정, 가슴 답답함
- 방약 : 반하3g, 진피3g, 복령5g, 창포5g, 울금3g, 호박분말2g
- 배합 : ① 어혈 증상이 있으면 단삼5g, 홍화3g을 추가한다.
  ② 열증이 있으면 진피를 제거하고 지각3g, 황련2g을 추가한다.

치매

개론 뇌세포가 노화되었거나 혈액순환 장애로 뇌세포가 죽어 기억력 감퇴, 언어장애, 인지력 저하 등의 증상이 발생해서 일상 생활이 어려운 병증을 말한다.

병인

① 뇌수부족(腦髓不足)

② 기혈허약(氣血虛弱)

③ 담탁몽규(痰濁蒙竅: 혼탁한 물질이 감각기관을 막음)

④ 어혈조뇌(瘀血阻腦: 어혈이 뇌를 막음)

⑤ 심간화왕(心肝火旺)

감별주의

① 우울증

② 간질증

③ 건망증

분류

1. 뇌수부족(腦髓不足)

🍃 증상 : 이명, 혹은 청각장애, 기억력 감퇴, 인지장애, 정신멍함, 요

통, 거동장애

🍃 방약 : 녹각교5g, 귀판교5g, 아교3g, 인삼5g, 백출5g, 숙지황5g, 당귀3g, 원지5g, 행인3g, 산사5g

🍃 배합 : ① 소화장애가 심하면 후박5g, 맥아5g, 신곡5g을 첨가한다.
② 혈액순환장애가 있으면 단삼5g, 홍화5g을 첨가한다.

2. 기혈허약(氣血虛弱)

🍃 증상 : 정신이 멍함, 건망증, 신체피로, 심계, 불면증, 안면창백, 식욕부진, 대변무름

🍃 방약 : 인삼5g, 황기5g, 백출5g, 당귀3g, 복신5g, 조인5g, 용안육5g, 원지5g

🍃 배합 : ① 소화장애가 있으면 산사5g, 맥아5g, 신곡5g을 첨가한다.
② 불면증이 있으면 야교등5g, 합환피5g을 첨가한다.

3. 담탁몽규(痰濁蒙竅)

🍃 증상 : 말이 없고, 표정이 바보 같고, 지력이 감퇴하고, 침을 흘림, 머리가 무겁고, 식욕부진, 소화불량, 이유 없이 웃기도 하고, 울기도 함.

🍃 방약 : 당삼 5g, 반하5g, 진피5g, 부자3g, 복신5g, 조인5g

🍃 배합 : ① 소화장애가 있으면 산사5g, 맥아5g, 신곡5g을 첨가한다.
② 담(痰)이 많으면 진피의 용량을 늘리고, 래복자5g, 백두구

5g을 첨가한다.

4. 어혈조뇌(瘀血阻腦)

- 증상 : 언어장애, 건망증, 잘놀램, 혹은 사고장애, 이상한 행동, 바보 표정, 피부의 푸른 반점
- 방약 : 도인5g, 홍화5g, 적작약5g, 천궁5g, 창포5g, 울금5g, 생강3 쪽, 총백5g
- 배합 : ① 병이 오래되었으면 숙지황3g, 당귀3g, 당삼5g, 황기5g을 첨가한다.
  ② 혈허(血虛) 증상이 있으면 숙지황, 당귀를 더 증량하고, 다 시 계혈등, 아교, 별갑, 자하거를 첨가한다.
  ③ 어혈이 오래되어 간과 위장에 열이 있으면 조구등5g, 국 화5g, 하고초5g, 죽여5g을 첨가한다.

5. 심간화왕(心肝火旺)

- 증상 : 성격이 급하고 화를 잘냄, 건망증, 사고장애, 어지러움증, 두 통, 안구충혈, 가슴답답함, 심계, 불안, 구강건조
- 방약 : 황연3g, 황금5g, 황백5g, 생지황3g, 창포5g, 원지5g, 합환 피5g, 시호5g
- 배합 : ① 심장에 열이 많으면 우황청심환을 투여한다.
  ② 변비가 심하면 대황3g, 화마인5g을 첨가한다.

주의사항

① 경미한 자는 심리치료와 지능훈련을 동시에 실시한다.

② 중한 자는 외상, 욕창, 감염 등을 주의한다.

③ 충분한 영양식을 섭취시키고, 적절한 운동을 실시한다.

간질(癎疾)

개론 간질의 원인은 아주 다양하다. 임신 영양불량, 출산시 합병증, 머리외상, 독성물질흡입, 뇌부위 감염, 뇌종양, 중풍 등 많지만 아직 원인 불명성도 있다.

뇌의 신경세포가 일시적으로 마비되어 의식장애, 경련성 발작, 이상한 행동 등의 증상이 나타난다.

병인

① 심리장애

② 유전성

③ 식이 부조화

④ 어혈조뇌(瘀血阻腦: 어혈이 뇌를 막음)

감별주의

① 중풍

② 쇼크

③ 경기(驚氣)

분류

A. 발작기

1. 양간(陽癎)

🍃 증상 : 돌연발작, 인사불성, 입을 굳게 다묾, 안면홍조, 입술청색, 안
구직시, 사지경련, 구강에서 거품 배출, 발작전 전조증상(어
지러움, 두통, 가슴답답함), 평소 성격이 급함, 가슴답답함,
불면증

🍃 방약 : 황연3g, 황금5g, 황백5g, 패모5g, 반하3g, 복령5g, 진피5g,
생강3쪽, 천마5g, 강잠5g, 석창포5g, 원지5g

🍃 배합 : ① 열이 심하면 안궁우황환을 항문으로 투여한다.

② 변비가 심하면 대황5g, 후박5g을 첨가한다.

2. 음간(陰癎)

🍃 증상 : 발작시 안면 검은 황색, 수족냉한, 양눈을 반만 뜨고 있고, 정
신이 혼미함, 혹은 경련 발작, 구강에서 거품 배출

● 방약 : 반하3g, 진피5g, 복령5g, 담남성3g, 백부자3g
● 배합 : 식은땀을 흘리고, 사지가 차고, 맥이 미약하면 인삼5g을 첨가한다.

B. 휴지기

1. 비허담성(脾虛痰盛)

● 증상 : 평소 피로를 많이 느낌, 가슴 답답함, 어지러움, 소화불량, 대변무름.
● 방약 : 당삼5g, 백출5g, 복령5g, 반하3g, 진피5g, 생강3쪽, 대추3개
● 배합 : ① 구역질 증상이 있으면 죽여5g을 첨가한다.
　　　　② 대변이 무르면 의이인7g을 첨가한다.

2. 간화담열(肝火痰熱)

● 증상 : 평소 성격이 급함, 가슴 답답함, 불면증이 있고, 가래가 잘 나오지 않고, 구강이 건조하면서 쓰고, 변비가 있다.
● 방약 : 용담초5g, 산치자3g, 황금5g, 반하3g, 귤홍5g, 창포5g
● 배합 : ① 변비가 심하면 대황3g을 첨가한다.
　　　　② 불면증이 심하면 백자인5g, 산조인5g을 첨가한다.

3. 간신음허(肝腎陰虛)

- 증상 : 간질이 발생후 정신이 멍하고, 안색이 어둡고, 어지러움, 건
  망증, 요통 등의 증상이 있다.
- 방약 : 숙지황4g, 산수유3g, 구기자5g, 당귀3g, 두충5g, 산약5g,
  당삼5g, 산사5g
- 배합 : ① 음허증상이 심하면 모려5g, 별갑5g을 첨가한다.
  ② 몸이 허약하면 녹용3g, 아교3g을 첨가한다.

주의사항

① 임신시 태아 발육에 유의하고, 분만시 손상에 주의한다.
② 평소 환자에게 간질에 대해서 교육을 실시하고, 안정적인 심리를
  유지한다.
③ 환자에게 위험한 요소가 있는 장소에 접근을 금한다.
④ 발작시 기도확보에 유의하고, 옷의 단추와 벨트를 풀어주고, 의치
  를 제거한다.

경증(痙證)

개론 대뇌 감염성 질환, 대사성질환 등으로 인한 경련, 혹은 고열 등이 발생하는 병증.

병인

① 육음침락(六淫侵絡: 나쁜 기운이 경락에 침입함)

② 열성동풍(熱盛動風: 열이 심해서 경련이 발생함)

③ 음허생풍(陰虛生風: 음액이 부족해서 경련이 발생함)

④ 혈어발경(血瘀發痙: 어혈로 경련이 발생함)

감별주의

① 간질병

② 파상풍

③ 기절

분류

1. 육음침락(六淫侵絡)

🍃 증상 : 경추·흉배부 경직, 사지경련, 입을 꽉 깨뭄, 두통, 오한발열

🍃 방약 : 강활5g, 독활5g, 방풍5g, 천궁5g, 고본5g, 만형자5g

2. 양명열성(陽明熱盛)

- 증상 : 경추·흉배부 경직, 사지경련, 심하면 각궁반장(角弓反張)이
  발생, 고열, 발한, 구강건조, 변비
- 방약 : 석고10g, 지모10g, 갱미10g, 영양각5g, 구등5g, 결명자10g

3. 간경발열(肝經發熱)

- 증상 : 경추·흉배부 경직, 사지경련, 이를 감, 심하면 각궁반장(角弓反張)이 발생, 고열, 두통, 가슴답답함, 구강건조, 어지러움, 안면홍조
- 방약 : 영양각5g, 구등5g, 상엽5g, 국화5g, 천패모5g, 죽여5g, 복신5g, 백작약5g, 생지황5g, 황금5g, 치자3g, 황연2g, 전갈3g, 오공5g, 석결명5g, 모려5g

4. 심경열성(心經熱盛)

- 증상 : 경추·흉배부 경직, 사지경련, 심하면 각궁반장(角弓反張)이 발생, 두통, 구토, 고열, 혼수, 섬어(헛소리), 피부자색
- 방약 : 수우각10g, 죽엽심5g, 연교5g, 황연2g, 생지황5g, 맥문동5g, 현삼5g, 단삼5g, 영양각5g, 구등5g

5. 기혈부족(氣血不足)

- 증상 : 경추·흉배부 경직, 사지경련, 어지러움, 피로, 호흡촉박, 심

계, 안면창백

🍃 방약 : 인삼5g, 백출5g, 복령5g, 당귀3g, 숙지황3g, 백작약5g, 천
궁5g, 생강3쪽, 대추3개, 천마5g, 구등5g, 전갈5g, 오공5g

🍃 배합 : ① 자한(自汗)이 많으면 황기5g, 오미자3g을 첨가한다.

② 심계, 불면증이 있으면 용안육5g, 백자인5g, 진주모5g을
첨가한다.

6. 어혈조락(瘀血阻絡)

🍃 증상 : 경추·흉배부 경직, 사지경련, 찌르는 듯한 두통, 통증부위
고정, 신체마름, 안면자색, 피로

🍃 방약 : 적작약5g, 천궁5g, 도인5g, 홍화5g, 사향0.1g, 생강3쪽, 대
추3개, 총백5g, 전갈5g, 오공5g

🍃 배합 : 기허증상이 있으면 황기5g, 당삼5g을 첨가한다.

주의사항

① 발병시 즉각적으로 원인 치료를 실시한다.

② 경련의 전조증상에 유의한다.

③ 경련발작시 주의 환경(소음, 온도 등)에 유의해서 지속적인 발작을
방지한다.

④ 발작시 질식을 방지하기 위해서 구강을 검사하고, 의치 등을 제거한다.

⑤ 발작시 의식상태, 혈압, 심박동, 경련강도 등에 유의한다.

진전증

개론 신체의 일부 혹은 전신이 불수의적으로 떨리는 증상.

병인

① 신정부족(腎精不足)

② 기혈허약(氣血虛弱)

③ 간양상승(肝陽上昇)

④ 혈어발풍(血瘀發風: 어혈로 떨림이 발생함)

⑤ 담열생풍(痰熱生風: 담과 열로 인해 떨림이 발생함)

감별주의

① 간질병

② 파상풍

③ 중풍

④ 생리성 진전

⑤ 갑상선기능항진

⑥ 틱장애

⑦ 소뇌위축증

분류

1. 신정부족(腎精不足)

🍃 증상 : 불수의적인 진전, 건망증, 혹은 정신멍함, 어지러움, 이명, 기
억력저하, 혹은 배뇨장애, 혹은 정신이상

🍃 방약 : 녹각5g, 인삼5g, 구기자5g, 계자황5g, 아교5g, 백작약5g,
생지황5g, 맥문동5g, 귀판5g, 별갑5g, 모려5g, 마인5g, 오미
자5g

🍃 배합 : ① 진전이 심하면 천마5g, 전갈5g, 구등5g을 첨가한다.
② 건망증이 심하면 자하거5g, 황정5g, 하수오5g, 육종용
5g, 창포5g, 원지5g을 첨가한다.

2. 기혈허약(氣血虛弱)

🍃 증상 : 불수의적인 진전, 피로, 어지러움, 가슴두근거림, 식욕부진,
자한, 심하면 사지냉한

🍃 방약 : 인삼5g, 백출5g, 복령5g, 당귀3g, 천궁5g, 숙지황5g, 백작
약5g, 생각3쪽, 대추3개, 천마5g, 구등5g, 전갈5g

🍃 배합 : ① 심혈(心血) 허약으로 심계, 불면증이 있으면 원지5g, 오미
자5g, 산조인5g, 백자인5g을 첨가한다.
② 기허 증상이 현저하면 황기5g을 첨가한다.
③ 양기가 많이 부족하면 부자5g, 육계5g을 첨가한다.

3. 간양상승(肝陽上昇)

- 증상 : 급작스런 진전, 어지러움, 머리의 팽창감, 안면홍조, 구강건조, 성격급함, 혹은 요통
- 방약 : 천마5g, 구등5g, 석결명5g, 황금5g, 치자3g, 우슬5g, 두충5g, 상기생5g, 복신5g, 야교등5g, 익모초5g
- 배합 : ① 진전이 심하면 백강잠5g, 오공5g을 첨가한다.
  ② 간신음허(肝腎陰虛)가 심하면 육미지황환을 첨가한다.

4. 담열생풍(痰熱生風)

- 증상 : 불수의적인 진전, 어지러움, 근육경련, 구강건조, 혹은 가슴답답함, 혹은 누런 가래 배출, 혹은 비만
- 방약 : 반하3g, 귤홍5g, 복령5g, 지실5g, 담남성3g, 생강3쪽
- 배합 : ① 가래가 많으면 창포5g, 죽여5g을 첨가한다.
  ② 열이 심하면 용담초5g, 하고초5g을 첨가한다.
  ③ 진전이 심하면 지용5g, 전갈5g을 첨가한다.
  ④ 경련이 심하면 모과5g, 잠사5g을 첨가한다.

5. 혈어발풍(血瘀發風: 어혈로 떨림이 발생함)

- 증상 : 장기간 불수의적인 진전, 찌르는 듯한 두통, 동작감소, 동작완만, 사지경련, 굴신장애, 혹은 건망증, 혹은 정신 멍함

● 방약 : 적작약5g, 천궁5g, 홍화5g, 도인5g, 사향0.1g(혹은 빙편1g),
　　　 총백5g, 생강5g, 대추3개
● 배합 : ① 진전이 심하면 천마5g, 구등5g, 지용5g, 전갈5g을 첨가
　　　　　 한다.
　　　　 ② 두통이 심하면 원호색5g을 첨가한다.
　　　　 ③ 지능저하가 있으면 하수오5g, 자하거5g, 원지5g, 창포
　　　　　 5g, 익지인5g을 첨가한다.

주의사항

① 일상생활에서 안전사고에 주의한다.
② 약물치료와 재활치료를 병행해서 실시한다.
③ 심리적인 건강에 유의하고, 적절한 식이요법을 실시한다.

06 비뇨기 질환

수종(水腫)

개론 수분이 소변이나 땀으로 배출하지 않고 체내에 정류한 증상

병인

A. 외사침입(外邪侵入): 풍(風), 습(濕)

B. 내상(內傷)

① 비위허약(脾胃虛弱)

② 신기부족(腎氣不足)

감별주의

① 간경화 복수

② 심장성 수종

③ 혈관성 수종-국소

A. 외사침입(外邪侵入: 외부에서 사기가 침입)

1. 풍사침입(風邪侵入: 바이러스 침입)

● 증상 : 눈꺼풀에서 부종이 시작하여 서서히 전신으로 퍼진다. 일반
적으로 풍한(風寒: 찬 바람)이나 풍열(風熱: 더운 바람)의 외감사(外
感史)가 있다. 풍한(風寒) 자는 사지통증, 소변장애가 있고,
풍열(風熱) 자는 목에 통증이 있다.

● 방약 : 풍한(風寒)−생강3g, 계지3g, 복령4g, 오가피4g, 저령4g,
길경2g

풍열(風熱)−죽엽4g, 택사5g, 율무5g, 어성초4g, 길경2g

참고

체내의 수분은 소변, 땀, 대변, 호흡기로 배출된다. 소변으로 배출되는 양
이 최고 많지만 다른 경로로 배출되는 양이 많아지면 소변량은 상대적으로 줄어든
다. 그리고 온도와도 밀접한 관계가 있다. 고온에서는 땀으로 많이 배출되기 때문
이다.

2. 습독침입(濕毒侵入)−비뇨기감염, 부스럼

● 증상 : 눈꺼풀에서 시작하여 전신으로 퍼짐, 소변장애, 부스럼, 궤양
발생, 식욕부진 혹은 소화장애

- 방약 : 길경2g, 상백피3g, 차전초4g, 택사5g, 금은화4g, 연교3g, 포공영4g
- 배합 : 염증이 심하면 어성초6g을 추가한다.

B. 내상(内傷)

1. 비장 양기 허약

- 증상 : 부종, 하지 가중, 소변소량, 얼굴초췌, 식욕부진, 묽은변, 피로, 복부팽만
- 방약 : 황기4g, 백출4g, 복령4g, 생강3쪽, 택사5g, 진피3g
- 배합 : ① 혈압이 높으면 진피를 제거한다.
  ② 소화불량이 있으면 산사4g을 첨가한다.

> **참고** 한의학에서의 비장은 현대의 소장, 췌장의 장기에 해당되는 기능으로 해석하였다. 즉, 영양분의 섭취, 대사, 저장 등의 기능을 가졌다고 인식했다. 특히 습(濕)을 처리하는 작용도 있다고 보았는데, 이것은 수분대사의 기능이라 볼 수 있다.

2. 신장 양기 허약

- 증상 : 부종, 하지 가중, 소변소량, 가슴두근거림, 호흡촉박, 요통, 사지냉한
- 방약 : 두충4g, 숙지황2g, 산수유2g, 택사5g, 산약4g, 토사자5g, 우슬5g

🍃 배합 : ① 양기(陽氣) 많이 허약하면 녹용2g을 첨가한다.

② 소화불량이 있으면 산사4g을 첨가한다.

참고 　기온이 차면 소변량이 많아진다. 체온을 높이기 위해 에너지 사용량이 많아지기 때문이다. 이때 연소 후 남는 것은 이산화탄소와 물이다. 신장의 양기가 허약하면 체내의 수분을 처리하지 못해 남게 되어 바로 수종이 되는 것이다.

소변 이상

개론 소변횟수, 색깔의 이상이나 혹은 불순물이 함유되어 있는 증상

병인

① 방광습열(膀胱濕熱)-비뇨기 감염

② 비신량허(脾腎兩虛)

③ 스트레스

감별주의

① 전립선비대

② 비뇨기 암

1. 열림(熱淋)-비뇨기 감염

- 증상 : 소변량이 적고, 빈뇨, 배뇨시 작열감 및 통증, 황갈색 소변, 하복부 통증, 또는 요통, 오한발열, 입씀, 구역질, 변비
- 방약 : 어성초5g, 택사7g, 율무5g, 오미자3g, 복령5g, 황백5g

2. 석림(石淋)-비뇨기 결석

- 증상 : 소변결석, 소변곤란, 배뇨시 돌연중단 및 통증. 혹은 혈뇨, 얼굴창백, 혹은 요통
- 방약 : 금전초5g, 율무5g, 택사7g, 백작약5g, 위령선4g, 익모초4g, 포공영4g, 진피3g
- 배합 : ① 신양허(腎陽虛) 증상이 있으면 두충5g을 배합한다.
  ② 신음허(腎陰虛) 증상이 있으면 구기자4g, 숙지황2g을 배합한다.

> 참고 　신장 결석의 형태는 둥근 것도 있지만 별모양도 많다. 이 결석이 수뇨관으로 배설될 때 수뇨관의 평활근이 수축 운동을 하여 뾰족한 부위가 점막을 찔러서 통증이 생기는 것이다. 이때 점막에 손상을 입혀서 통증과 염증을 유발한다.

3. 혈림(血淋)-비뇨기 감염성 혹은 비뇨기 결석성 혈뇨(血尿)

- 증상 : 실증(實證)-소변열삽자통(熱澁刺痛: 배뇨시 열감이 있고, 예리한 것으로 찌르는 듯한 통증이 있다), 황갈색 소변, 혹은 핏덩이

  허증(虛證)-옅고 붉은 소변, 경미한 배뇨통, 혹은 가슴 답답함, 요통, 피로

- 방약 : 실증(實證)-대계5g, 포공영4g, 어성초5g, 삼칠2g

  허증(虛證)-대계5g, 생지황3g, 당귀2g, 구기자4g, 삼칠2g

> **참고**
> 일반적으로 지혈작용이 있는 약은 혈액의 점도를 높이거나 혈소판 생성을 증가하여 지혈작용이 생기는 것이다. 그러나 삼칠은 지혈작용이 있으면서 혈액을 맑게 하는 작용과 진통 작용이 있어 임상에서 다용도로 사용한다. 일반적으로 분말로 내복하고 사용용량은 2g을 초과하지 않는다. 약재가 돌처럼 아주 딱딱하기 때문에 일반적인 방법으로 끓이면 유효성분이 추출되지 않고, 미세한 분말로 만들지 않으면 흡수되지 않는다.

4. 고림(膏淋)-혼탁한 소변

- 증상 : 실증(實證)-소변혼탁, 쌀뜨물과 유사, 침전시 하부는 실같고, 상부는 기름같다. 혹은 핏덩이, 배뇨통

  허증(虛證)-병력이 오래되고, 반복재발, 소변이 기름과 유사, 배뇨통 경미, 신체수척, 피로, 요통

- 방약 : 실증(實證)-복령4g, 백출4g, 차전초5g, 택사7g, 율무5g

  허증(虛證)-당삼5g, 산약5g, 지황3g, 백작약4g, 백출5g, 복령5g

5. 노림(勞淋)-반복성 비뇨기 감염

- 증상 : 옅은 황갈색 소변, 병력이 오래되고, 피로후 가중, 요통, 피로
- 방약 : 당삼4g, 복령4g, 백출4g, 산약4g, 택사6g, 숙지황2g, 산수
  유2g, 두충4g, 토사자4g, 오미자2g, 오매5g

배뇨 장애

개론 소변감소, 배뇨곤란, 심지어 무뇨(無尿) 증상

병인

① 습열온결(濕熱蘊結: 습열이 뭉침)-비뇨기 감염
② 폐열기옹(肺熱氣壅: 폐에 기와 열로 뭉침)
③ 비기불승(脾氣不昇: 비기가 올라가지 않음)
④ 신원허약(腎元虛弱: 신장의 기가 허약함)-노인성 혹은 전립선 병변 등
⑤ 간기울체(肝氣鬱滯: 간기가 뭉침)-스트레스성

감별주의

① 비뇨기 감염

② 신장염

③ 전립선비대

④ 심리성

A. 실증(實證)

1. 비뇨기 감염, 혹은 전립선 병변

- 증상 : 소변이 방울방울로 떨어지거나 소변량이 아주 적고, 작열감
이 있고, 하복부의 통증, 입이 쓰고, 혹은 구강갈증이 있으나
물마시기 싫어 하고, 배뇨장애가 있다.
- 방약 : 창출5g, 죽여5g, 어성초5g, 택사7g, 율무5g, 결명자10g
- 배합 : 열이 심하면 연교5g을 추가한다.

2. 폐장(肺臟)의 열

- 증상 : 소변이 통하지 않고, 혹은 방울방울로 떨어지고, 호흡촉박,
혹은 기침이 있고, 구강건조, 물 마시기를 원함
- 방약 : 상백피5g, 치자3g, 길경2g, 택사4g, 저령5g
- 배합 : 염증이 있으면 어성초10g을 추가한다.

3. 간울기체(肝鬱氣滯)-스트레스

- 🍂 증상 : 소변이 잘 통하지 않고, 협부가 팽만하고, 가슴이 답답하고, 화를 잘 냄
- 🍂 방약 : 지각3g, 당귀2g, 적작약4g, 택사5g, 차전초5g, 시호5g

4. 뇨도조색(尿道阻塞: 요도가 막힘)

- 🍂 증상 : 소변이 방울방울 떨어지거나 심지어 막히고, 복부에 팽만감이 있음
- 🍂 방약 : 단삼4g, 홍화4g, 삼칠2g, 황기5g, 당귀2g, 지각3g, 복령5g, 저령5g, 익모초5g

B. 허증(虛症)

1. 비기불승(脾氣不昇:비장의 기(氣)가 상승하지 못함)

- 🍂 증상 : 배뇨감은 있으나 핍뇨, 혹은 소변량 소량, 배뇨후 상쾌하지 않고, 복부 하수감, 호흡촉박, 피로, 신체무력, 식욕부진
- 🍂 방약 : 인삼4g, 황기4g, 백출4g, 복령4g, 시호4g, 승마3g

2. 신양쇠비(腎陽衰惫 : 신장의 양기 허약)

- 🍂 증상 : 소변이 통하지 않거나 방울방울로 떨어지고 추위를 많이 타고 피로함
- 🍂 방약 : 계피3g, 두충4g, 산약4g, 숙지황2g, 구기자3g, 산수유2g, 산사4g

전립선염

개론 전립선염은 남성에게만 존재하는 질병이고, 그 기전은 다양하고 복잡하다. 병의 원인에 따라 세균성, 비세균성으로 구분하고, 병의 기간에 따라 급성, 만성으로 나눈다. 청소년기에는 잘 발병하지 않고, 노년기에 많이 발생한다. 일반적으로 빈뇨, 잔뇨감, 배뇨통, 배뇨 촉박, 소변 혼탁 등의 증상이 있고, 하복부 불편감, 요통, 성기능장애, 피로, 조루 등을 호소하는 사람도 있다.

병인

① 습열침입(濕熱侵入)-전염성 세균 등 침입
② 기체어혈(氣滯瘀血: 기가 막혀 어혈이 됨)
③ 신음부족(腎陰不足)
④ 신양허약(腎陽虛弱)

감별주의

① 전립선암
② 전립선결석
③ 전립선 결핵

1. 습열침입(濕熱侵入: 세균침입)

- 증상 : 배뇨급박, 배뇨시 작열감, 혈뇨, 배뇨곤란, 혹은 오한, 고열, 변비, 전신통증, 피로
- 방약 : 토복령5g, 차전자5g, 택사7g, 어성초5g, 복령5g, 황백5g
- 배합 : ① 열이 심하면 연교5g, 황금5g, 금은화5g을 추가한다.
  ② 배뇨장애가 심하면 저령5g, 편축5g을 추가한다.

2. 기체어혈(氣滯瘀血)

- 증상 : 오래된 병력, 하복부·둔부 통증, 전립선비대, 배뇨장애, 혈뇨, 가슴답답함, 성격이 급하고 화를 잘냄
- 방약 : 시호5g, 적작약5g, 당귀3g, 지각3g, 단삼5g, 홍화5g, 천산갑4g, 도인3g, 포공영5g, 복령5g, 저령5g
- 배합 : 어혈이 심하면 삼능2g, 아출2g을 배합한다.

3. 신음부족(腎陰不足)

- 증상 : 오래된 병력, 배뇨 장애, 소변황색, 배뇨시 작열감, 요통, 어지러움, 이명, 불면증, 혹은 수족중앙 발열감, 도한
- 방약 : 생지황3g, 산수유2g, 복령5g, 택사7g, 황백4g, 단피4g, 구기자5g
- 배합 : 도한이 심하면 지모5g을 추가한다.

4. 신양허약(腎陽虛弱)

- 증상 : 오래된 병력, 요통, 사지냉한, 빈뇨, 소변색 맑음, 피로, 성기
  능 장애
- 방약 : 생지황3g, 산수유2g, 복령5g, 택사7g, 구기자5g, 두충5g,
  토사자5g, 산약5g
- 배합 : 양기가 많이 허약하면 녹용을 소량 첨가한다.

참고
약에 '령(苓)' 자가 있으면 균사체로 버섯의 일종이다. 대표적인 약은 복령
과 저령이다.

통 풍

개론 요산대사 장애로 인한 질병이고, 반복적으로 재발하고, 특히 엄지발가락 제1관절에 통증을 유발한다. 통풍은 고지질혈증, 당뇨병, 비만, 신장병변 환자들에게 자주 발생하고, 오래되면 결석을 형성하여 관절이 기형이 되기도 한다.

병인

① 신비허약(腎脾虛弱: 신장과 비장의 허약)

② 담습내성(痰濕內盛: 담과 습이 내부에서 생성)

③ 기체어혈(氣滯瘀血: 기와 혈이 막힘)

감별주의

류마티스 관절염

분류

1. 급성기

🍃 증상 : 돌연 발병, 일반적으로 야간 발병, 엄지 발가락 제1관절 통증,
혹은 발열감, 붉게 부종

🍃 방약 : 창출5g, 황백5g, 우슬5g, 포공영5g, 지용4g, 택사7g, 복령
5g

🍃 배합 : 발열자는 연교5g, 금은화5g을 추가한다.

2. 휴식기

🍃 증상 : 급성기 치료후 증상 호전, 혹은 소실

🍃 방약 : 토복령5g, 의이인7g, 차전자5g, 계혈등5g, 우슬5g

🍃 배합 : ① 미열이 있으면 생지황3g, 적작약3g을 추가한다.
② 습열이 있으면 창출5g, 복령5g을 추가한다.

3. 만성기

- 증상 : 반복적인 재발, 관절 결석, 혹은 관절기형, 요통, 혈뇨, 혹은 도한
- 방약 : 토복령5g, 의이인7g, 차전자5g, 구기자5g, 숙지황2g, 두충 5g, 토사자5g
- 배합 : ① 음허 발열 증상이 있으면 황백3g을 추가한다.
  ② 담습(痰濕)이 있으면 창출5g, 복령5g을 추가한다.

참고

통풍시 주의사항

1. 금주한다.
2. 동물성내장, 해산물 등의 섭취를 줄인다.
3. 지방, 단백질 섭취를 줄인다.
4. 자극적인 음식과 식품첨가제가 많은 음식을 줄인다.
5. 과로를 금하고, 환부를 차게 하지 않는다.
6. 체중조절하여 성인병을 예방한다.
7. 소금은 적게, 물은 많이 마신다.
8. 적당한 운동을 한다.

소변혼탁

개론 배뇨시 통증은 없지만 소변이 쌀뜨물처럼 혼탁한 병증.

병인

① 식이 부조화

② 하초습열(下焦濕熱)

③ 비신허약(脾腎虛弱)

④ 비부통혈(脾不統血: 비장이 허약하여 혈액을 혈관내에 흐르도록 유지하지 못함)

감별주의

① 신부전

② 당뇨병

③ 비뇨기질환

④ 기능성 혼탁

분류

1. 습열내성(濕熱內盛)

🍃 증상 : 소변혼탁, 상층에 기름같은 부유물, 혹은 소변색 짙은 황색,
　　　혹은 혈뇨, 혹은 배뇨시 뇨도 통증, 구강건조

● 방약 : 비해5g, 황백5g, 석창포5g, 복령5g, 백출5g, 연자심5g, 단
삼5g

● 배합 : ① 하복부에 통증이 있고, 배뇨가 힘들면 오약5g, 청피5g을
첨가한다.

② 소변에 혈액이 있으면 소계5g, 우절5g, 백모근5g을 첨가
한다.

2. 비허기하(脾虛氣下: 비장이 허약하여 기가 아래로 내려감)

● 증상 : 장기간 소변혼탁, 소변색이 쌀뜨물과 유사, 하복부가 아래로
쳐지는 듯한 통증, 안면창백, 피로, 피곤하거나 기름진 음식
섭취후 가중

● 방약 : 인삼5g, 황기5g, 백출5g, 복령5g, 당귀5g, 진피5g, 창출5g,
승마5g, 시호5g

● 배합 : ① 소변에 혈액이 있으면 소계5g, 우절5g, 백모근5g을 첨가
한다.

② 비신(脾腎)의 양기가 허약하면 생강3쪽, 육계5g을 첨가
한다.

3. 신기허약(腎氣虛弱)

● 증상 : 장기간 소변혼탁, 소변이 우유같고 굳은 기름과 유사함, 신체
수척, 정신피폐, 피로, 허리·슬관절 통증, 이명, 어지러움.

만약 음허증상이 있으면 발열감, 도한, 변비 증상이 있고, 양
허증상이 있으면 사지냉한 등의 증상이 있다.

- 방약 : ① 음허증: 숙지황3g, 산수유3g, 복령5g, 산약5g, 단피5g,
택사5g, 여정자5g, 한련초5g
② 양허증: 녹용5g, 인삼5g, 황기5g, 토사자5g, 상표초5g,
연육5g, 복령5g, 육계5g, 산약5g, 부자5g, 상백피5g, 용
골5g, 보골지5g, 오미자5g

주의사항

① 고기나 단백질이 많이 함유된 음식을 한번에 대량으로 섭취하지 않
는다.
② 물을 많이 마셔서 소변 배출을 용이하게 한다.
③ 과도한 운동, 장시간 사우나로 인한 소변농축을 피한다.

07 내분비계 질환

소갈증(消渴症)

개론 소갈증은 당뇨병의 한의적인 명칭이다. 소변으로 당분이 배출되고 다식(多食), 다음(多飮), 다뇨(多尿)의 증상이 있는 병증이다. 당뇨병의 종류는 I형, II형, 임신성 등 다양하다. 일반적으로 성인병 당뇨병은 II형을 말한다.

병인

　① 음식섭취 부조화
　② 스트레스
　③ 과도한 노동
　④ 선천적인 체질

감별주의

　① 구갈증(口渴症)-열병(熱病)
　② 갑상선기능 항진

1. 진상조열(津傷燥熱: 진액(津液)이 부족하여 건조함)

🍃 증상 : 구강건조, 다음, 다뇨, 다식, 신체수척, 변비, 사지무력, 피부
　　　　건조

🍃 방약 : 갈근7g, 지골피4g, 서양삼5g, 생지황3g, 맥문동4g

2. 음정허약(陰精虛弱: 음액(陰液)부족)

🍃 증상 : 다뇨, 소변혼탁, 구강건조, 신체수척, 손·발바닥 발열감, 뼈
　　　　를 찌는 듯한 발열, 어지러움, 이명, 요통, 도한(盜汗: 수면후 발
　　　　한), 피부건조, 가려움

🍃 방약 : 숙지황2g, 구기자3g, 복령4g, 산수유2g, 사삼3g, 맥문동3g

🍃 배합 : 허열(虛熱)이 있으면 지골피5g을 첨가한다.

3. 기음량허(氣陰兩虛: 기와 음이 동시에 허약한 것)

🍃 증상 : 구강건조, 다음, 다식, 다뇨, 피로, 안색창백, 혹은 어지러움,
　　　　식욕부진, 대변무름

🍃 방약 : 인삼2g, 오미자2g, 맥문동3g, 숙지황2g, 구기자3g, 복령4g,
　　　　산수유2g, 백출3g

🍃 배합 : ① 기허 증상이 많으면 인삼, 백출, 복령을 더 많이 사용한다.
　　　　② 음허 증상이 많으면 숙지황, 맥문동, 구기자의 용량을 더
　　　　　많이 한다.

4. 음양량허(陰陽兩虛: 음과 양이 허약한 것)

- 증상 : 다음다뇨, 소변혼탁, 사지냉, 안면흑색, 피로, 자한(自汗), 혹은 새벽에 설사, 혹은 부종, 혹은 성기능장애
- 방약 : 숙지황2g, 구기자3g, 복령4g, 산수유2g, 계지3g, 두충3g, 단삼4g
- 배합 : ① 양허 증상이 많으면 계지, 두충을 더 많이 사용한다.
  ② 음허 증상이 많으면 숙지황, 구기자의 용량을 더 추가한다.

5. 어혈조체(瘀血阻滯: 어혈로 순환이 안됨)

- 증상 : 구강건조, 다뇨, 신체수척, 안면흑색, 사지저림, 찌르는 듯한 통증, 야간가중, 피부, 손톱, 입술 등 자색(紫色)
- 방약 : 단삼4g, 홍화4g, 천궁2g, 적작약4g, 갈근5g
- 배합 : ① 기(氣)가 막힌 증상이 있으면 진피3g이나 지각3g을 첨가한다.
  ② 부종이 있으면 익모초4g을 첨가한다.

참고

당뇨병 환자는 콜레스트롤이 높은 경우가 많고, 또한 합병증으로 동맥경화가 초래될 가능성이 높다. 콜레스트롤이 많으면 택사, 산사, 하엽 등을 첨가하고, 동맥경화가 있으면 단삼, 홍화, 갈근 등을 첨가한다. 고대 한방책에 보면 천화분을 소갈증에 많이 사용하였다. 최근 약리분석에 의하면 천화분은 독성이 강하여 간, 신장에 치명적인 손상을 줄 수 있어 전 세계적으로 사용금지 되어 가는 추세이다.

성기능 장애

개론 해부, 생리적으로 정상인데 발기가 불가능한 병증

병인

① 스트레스

② 동맥경화

③ 간신허약(肝腎虛弱)

④ 기혈부족(氣血不足)

감별주의

① 해부, 생리적인 이상

② 화학물질의 중독

분류

1. 스트레스

● 증상 : 스트레스 정도에 따라 발기상태 변화, 두통, 안구 충혈, 피로,

가슴답답함

● 방약 : 시호4g, 향부4g, 작약5g, 당귀2g, 지각3g, 산사4g, 단삼5g

● 배합 : ① 변비가 있으면 결명자5g을 추가한다.

② 두통이 있으면 국화5g, 상엽5g을 추가한다.

③ 열이 없으면 지각을 진피3g으로 바꾼다.

④ 고혈압이 있으면 지각을 뺀다.

2. 동맥경화

● 증상 : 신체의 순환장애, 사지말단의 저린감, 피부색 황갈색, 맥박이
강함

● 방약 : 구기자5g, 하엽5g, 택사7g, 갈근7g, 단삼5g, 홍화3g, 산사
5g

● 배합 : ① 고혈압이 있으면 지골피5g, 대계5g을 추가한다.

② 양기가 허약하면 황기5g을 추가한다.

3. 간신허약(肝腎虛弱)

● 증상 : 발기부전, 피로, 요통, 사지무력, 어지러움, 이명

● 방약 : 숙지황4g, 산약5g, 산수유3g, 단피3g, 택사5g, 복령5g, 두
충3g, 산사4g

● 배합 : ① 간신의 양기가 허약하면 토사자4g, 음양곽3g을 추가한다.

② 음허로 인해 발열감이 있으면 황백4g을 추가한다.

③ 안구충혈, 어지러움이 있으면 국화5g을 추가한다.

4. 기혈부족(氣血不足)

- 증상 : 발기부전, 피로, 어지러움, 식욕부진, 안면창백
- 방약 : 당삼5g, 백출5g, 복령5g, 백작약5g, 당귀2g, 숙지황3g, 진피3g, 산사4g
- 배합 : 양기가 부족하면 녹용을 소량 추가한다.

갑상선 병변

개론 갑상선종대, 갑상선기능항진증, 갑상선암, 갑상선염증 등의 병변을 말한다.

병인

① 스트레스
② 풍토 혹은 음식과 유관
③ 체질적인 원인

감별주의

① 임파선 종대

분류

1. 기체담조(氣滯痰阻: 기와 담이 막힌것)

- 증상 : 갑상선 비대, 비대부위 유연, 무통증, 병변의 변화가 정서와 유관, 가슴 답답함
- 방약 : 시호5g, 청피4g, 울금4g, 곤포5g, 해조5g, 길경4g, 목호별 5g, 토패모5g, 하고초5g, 적작약5g
- 배합 : 고혈압이 있으면 청피를 향부자3g으로 바꾼다.

2. 담어호결(痰瘀互結: 담과 어혈이 함께 뭉침)

- 증상 : 갑상선 비대, 비대부위가 딱딱하거나 결절이 있고, 가슴 답답함, 식욕부진
- 방약 : 곤포5g, 해조5g, 황약자4g, 반하3g, 청피3g, 적작약4g, 천궁3g, 로봉방3, 울금3g
- 배합 : 고혈압이 있으면 청피를 향부자3g으로 바꾼다.

3. 간화왕성(肝火旺盛: 간의 열이 많음)

- 증상 : 갑상선 비대, 환부유연, 발열, 발한, 성격이 급함, 안구돌출, 수전증, 안면홍조, 구강 건조
- 방약 : 시호5g, 하고초5g, 적작약5g, 단피4g, 치자3g, 단삼5g, 택사5g, 해조4g, 황약자4g, 토패모5g
- 배합 : 고혈압이 있으면 청피를 향부자3g으로 바꾼다.

4. 심간음허(心肝陰虛: 심장과 간의 음의 부족)

- 증상 : 갑상선 비대, 환부유연, 신체 수척, 가슴 답답함, 불면증, 가슴두근거림
- 방약 : 생지황3g, 현삼3g, 천문동3g, 맥문동5g, 단삼5g, 사삼4g, 백작약4g, 구기자5g
- 배합 : 기(氣)가 허약하면 당삼3g을 추가한다.

5. 간신허약(肝腎虛弱)

- 증상 : 갑상선 종대, 종괴가 부드럽고, 신체수척, 혹은 비만, 가슴 답답함, 불면증, 가슴 두근거림, 신체무력, 잘 놀램, 혹은 요통
- 방약 : 숙지황3g, 산약5g, 산수유3g, 택사5g, 단피4g, 복령4g, 두충4g
- 배합 : 음허(陰虛) 증상이 심하면 지모4g을 추가한다.

골다공증

개론 뼈에서 칼슘이 빠져나가 뼈의 밀도 낮아져서 약해진 상태를 말한다. 뼈, 관절에 통증이 있고, 심하면 뼈의 변형을 초래하기도 하고, 골질의 위험싱이 높다.

병인

A. 양의적인 원인

① 칼슘섭취 부족
② 칼슘대사 장애
③ 장기간 음주
④ 산성체질
⑤ 폐경(閉經)

B. 한의적인 원인

① 비위허약(脾胃虛弱)
② 신기부족(腎氣不足)

감별주의

① 호르몬 과다
② 호르몬제제 투여
③ 갑상선 중독증

분류

1. 비위허약(脾胃虛弱)

- 🍃 증상 : 식욕부진, 피로, 사지무력, 통증, 활동후 발한, 안면초췌, 식후 위장 불편감, 설사
- 🍃 방약 : 당삼5g, 복령5g, 백출5g, 산약5g, 진피3g, 산사5g
- 🍃 배합 : ① 혈허(血虛) 증상이 있으면 백작약5g, 숙지황3g, 당귀2g을 추가한다.
  ② 사지가 많이 차면 황기5g을 추가한다.

2. 신기부족(腎氣不足)

- 🍃 증상 : 요통, 사지냉한, 사지무력 및 통증, 신체 수척, 건망증, 어지러움, 이명, 수족발열, 수면후 발한
- 🍃 방약 : 숙지황3g, 산약5g, 구기자5g, 산수유5g, 우슬3g, 토사자5g, 두충5g
- 🍃 배합 : 야간발열, 도한(盜汗)이 있으면 황백3g, 지모3g을 첨가한다.

> **참고**
>
> **골다공증 예방법**
> 1. 태양아래 1일 1시간 걷는 운동을 한다.
> 2. 칼슘이 함유된 식품을 섭취한다.
> 3. 콩으로 만든 식품을 자주 섭취한다.
> 4. 술을 자제한다.

조루증

∙∙

개론 성교를 시작하자마자 정액을 사정하는 증상.

병인

　① 심리장애

　② 습열침입(濕熱侵入)

　③ 과도한 노동 · 방사

　④ 년로 · 신체허약

분류

1. 음허발열(陰虛發熱)

🍃 증상 : 발기정상, 조루, 오후에 발열, 수족중앙 발열, 도한, 구강건
　　　조 · 갈증, 요통, 유정(遺精), 변비, 혹은 성욕증가

🍃 방약 : 숙지황3g, 산약5g, 산수유3g, 택사7g, 단피5g, 복령5g, 지
　　　모5g, 황백5g

2. 신기허약(腎氣虛弱)

🍃 증상 : 성욕감퇴, 발기부전, 조루, 유정, 허리 · 슬관절 통증, 하지 냉
　　　한, 소변많음, 야뇨증가

🍃 방약 : 숙지황3g, 산약5g, 산수유3g, 택사7g, 단피5g, 복령5g, 계
지5g, 부자5g

🍃 배합 : 양기가 많이 허약하면 녹용5g, 음양곽5g을 첨가한다.

3. 간담습열(肝膽濕熱)

🍃 증상 : 성욕항진, 조루, 어지러움, 입씀, 구강건조, 가슴답답함, 소변
황색

🍃 방약 : 용담초5g, 산치자3g, 황금5g, 차전자5g, 당귀3g, 생지황5g,
시호5g, 적작약5g, 택사5g, 지각5g

🍃 배합 : 황달증상이 있으면 인진5g, 금전초5g을 첨가한다.

4. 심비허약(心脾虛弱)

🍃 증상 : 조루, 가슴두근거림, 호흡촉박, 피로, 신체수척, 건망증, 식욕
부진, 대변무름

🍃 방약 : 당삼5g, 황기5g, 백출5g, 복신5g, 산조인5g, 용안육5g, 목
향5g, 당귀3g, 원지3g, 생강3쪽, 대추5개

🍃 배합 : ① 식욕부진이 심하면 산사5g, 신곡5g을 첨가한다.
② 기체(氣滯) 증상이 있으면 시호5g, 작약5g, 지각5g을 첨
가한다.

5. 어혈조경(瘀血阻經: 어혈로 인해 경락이 막힘)

- 증상 : 조루, 심하면 발기부전, 혹은 신체 암흑색, 혹은 사지 저린감
- 방약 : 도인5g, 단삼5g, 홍화5g, 당귀3g, 천궁5g, 우슬5g, 지각5g
- 배합 : ① 고지질혈증이 있으면 구기자5g, 택사7g을 첨가한다.
  ② 비장이 허약하면 당삼5g, 백출5g, 복령5g을 첨가한다.

주의사항

① 평소 건강한 심리를 유지하고, 불량한 습관(과도한 음주, 흡연 등)을 개선한다.
② 정상적인 식사를 하고, 규칙적인 운동을 실시한다.
③ 발병하면 부부간에 공통적으로 노력하고, 무시하는 언행을 삼간다.
④ 검증되지 않은 약을 함부로 섭취하지 않는다.

08 기타 질환

만성피로

개론 특수한 질병은 없지만 만성피로로 인해 일상생활에 장애가 있는 증상

병인

① 비위허약(脾胃虛弱)

② 간신허약(肝腎虛弱)

③ 기혈부족(氣血不足)

④ 음액부족(陰液不足)

⑤ 담습조락(痰濕阻絡: 습과 담이 경락을 막음)

감별주의

① 소모성 질환(암, 결핵 등)

② 설사, 구토 등

분류

1. 비위허약(脾胃虛弱)

🍃 증상 : 피로, 소화불량, 식욕부진, 얼굴색 황색, 설사

🍃 방약 : 당삼5g, 백출5g, 복령5g, 대추5개, 산사5g, 생강2쪽

🍃 배합 : ① 설사를 자주 하면 생강을 건강4g으로 바꾼다.

　　　　② 빈혈증상이 있으면 백작약4g, 당귀2g을 추가한다.

2. 간신허약(肝腎虛弱)

🍃 증상 : 피로, 혹은 하체무력, 어지러움, 요통, 안구 건조통, 이명, 혹은 수면후 식은땀

🍃 방약 : 숙지황3g, 복령5g, 산수유3g, 택사5g, 단피3g, 산약5g, 두충4g, 진피3g, 산사4g

🍃 배합 : ① 간신(肝腎)의 양기가 허약하면 음양곽3g, 토사자3g을 추가한다.

　　　　② 소화장애가 있으면 백출4g, 복령5g을 추가한다.

3. 기혈부족

🍃 증상 : 피로, 혹은 어지러움, 얼굴초췌, 활동후 발한(發汗)

🍃 방약 : 당삼5g, 백출5g, 복령5g, 백작약4g, 당귀2g, 숙지황2g, 대추5개, 산사5g, 생강2쪽

🍃 배합 : 소화불량이 심하면 신곡5g을 추가한다.

4. 음액부족(陰液不足)

🍃 증상 : 피로, 구강건조, 수면후 식은땀, 변비

🍃 방약 : 구기자5g, 사삼5g, 당삼5g, 산약5g, 산사5g, 진피3g

🍃 배합 : ① 비위가 허약하면 백출5g, 복령5g을 추가한다.

② 어지러움이 있으면 백작약4g, 당귀2g을 추가한다.

5. 담습조락(痰濕阻絡)

🍃 증상 : 피로, 가래, 혹은 구강의 점액증가, 설태가 두꺼움, 대변무름

🍃 방약 : 당삼5g, 백출5g, 복령5g, 진피3g, 후박2g, 반하2g, 산사4g

🍃 배합 : ① 소화불량이 심하면 신곡(麯)5g을 추가한다.

② 설태가 황색이면 진피를 지각4g으로 바꾼다.

③ 고혈압이 있으면 진피, 지각을 제거한다.

참고   반하는 독성이 있어 생것을 사용하지 않고 법제해서 사용한다. 그러나 간이나 신장이 나쁜 사람은 장기간 대량으로 복용해서는 절대 안 된다.

발한증(發汗證)

개론 발한은 자한(自汗), 도한(盜汗)으로 구분한다. 자한은 낮에 흘리는 땀으로 온도와 관계없이 약간 활동하여도 흘리는 땀을 말하고, 도한은 잠들자마자 흘리는 식은 땀을 말한다. 서의학적으로는 자율신경계 이상, 갑상선기능 항진, 결핵, 저혈당, 쇼크, 특수한 전염병 감염 등이 있을때 발생한다고 인식한다.

병인

① 영위불화(營衛不和: 신체내외 조절 기능의 이상)

② 음허화왕(陰虛火旺: 음액이 부족하여 열이 많이 발생)

③ 사열울증(邪熱鬱蒸: 사기의 열이 내부에 뭉쳐 있음)

감별주의

① 탈한(脫汗): 돌연 대량으로 발한하는 증상인데 위험한 상태이다.

② 황한(黃汗): 황색땀으로 피부의 세균감염이나 색소로 인한 것이다.

각론

1. 영위불화(營衛不和)

🍃 증상 : 자주 땀이 나고, 머리, 손, 발이나 신체의 반쪽에 발한함, 몸이 아프거나 두통, 혹은 미열이 있다.

- 방약 : 계지5g, 백작약5g, 생강3쪽, 대추5개, 자감초2g, 방풍5g, 백출5g
- 배합 : ① 수면장애가 있으면 모려5g을 추가한다.
  ② 열성 감기가 있으면 금은화5g, 국화5g을 추가한다.

2. 폐기부족(肺氣不足)

- 증상 : 기침, 설사 등으로 신체 허약자, 활동후 발한 가중, 얼굴초췌, 식욕부진, 피로, 감기에 잘 걸림
- 방약 : 생황기5g, 백출5g, 방풍5g, 마황근3g, 유도근5g, 모려5g, 용골5g, 당삼5g, 감초(炙)2g
- 배합 : ① 기가 허약하고 발한이 심하면 오미자3g, 황정3g을 추가한다.
  ② 열성 감기가 있으면 금은화5g, 국화5g을 추가한다.

3. 음허화왕(陰虛火旺: 음이 부족하여 열이 많음)

- 증상 : 수면에 들자마자 발한, 혹은 낮에도 조금씩 발한, 오래된 기침환자에 출현, 가슴답답함, 불면증, 신체 수척, 수족발열, 생리불순
- 방약 : 생황기5g, 생지황2g, 숙지황2g, 황백4g, 단삼5g, 오미자3g, 부소맥5g, 용골5g, 산수유3g

🍃 배합 : ① 발열감이 심하면 황련2g, 황금3g을 추가한다.

② 발열로 체내 수분이 부족하면 지골피4g, 귀판5g, 별갑5g 을 추가한다.

4. 사열재내(邪熱在內: 사기의 열이 신체의 내부에 뭉침)

🍃 증상 : 가슴 답답함, 발열감, 발한, 구강건조, 변비

🍃 방약 : 지모5g, 로근5g, 죽엽5g, 생지황5g

🍃 배합 : ① 감염 증상이 있으면 어성초7g을 추가한다.

② 변비가 심하면 알로에3g을 첨가한다.

참고

마황의 줄기와 잎은 감기에 사용하고 약으로 분류되어 있다. 최근 다이어 트용으로 많이 사용하는데, 마황은 신경계를 항진시키는 작용이 있어 대량으로 복용하면 위험하고, 심지어 사망할 수도 있다. 다이어트에 효능이 있는 것은 발한 과 대사의 촉진으로 인한 것이다. 마황의 뿌리는 땀을 수렴하는 작용이 있다.

*

방풍(防風)은 바람을 막아준다는 뜻을 가진 약재로, 음식으로도 자주 사용한다. 바람을 막아준다는 것은 외부에서 들어온 풍사(風邪:바람의 사기)를 없애는 것을 의미하는 것이고, 내부에서 생긴 중풍 등에는 사용하지 않는다.

사지무력(四肢無力)

개론 신체전체가 피로감을 느끼지만, 특히 하지가 무력하여 보행에 장애가 있는 증상, 장기간 지속되면 하지가 위축되기도 한다.

병인

① 폐열상진(肺熱傷津: 폐부가 열로 인해 진액이 손상됨)
② 습열침입(濕熱侵入)
③ 비위허약(脾胃虛弱)
④ 간신허약(肝腎虛弱)

감별주의

① 중풍
② 소아마비

분류

1. 폐열상진(肺熱傷津)

- 증상 : 과거 폐결핵, 폐렴 등의 병력, 병후 점진적으로 사지 무력,
심지어 하지 근육 위축, 혹은 기침, 발열감, 혹은 구강건조
- 방약 : 인삼3g, 맥문동4g, 사삼4g, 오미자2g, 동충하초3g, 백출4g,
산사4g

● 배합 : ① 폐에 열성(熱性) 사기가 있으면 상기의 처방을 복용하지
　　　　않고, 증상에 따라 처방한다.
　　　② 폐의 음허(陰虛)로 기침을 하면 상엽5g, 행인3g을 추가
　　　　한다.

2. 습열침입(濕熱侵入)

● 증상 : 사지무력, 심지어 부종, 혹은 감각이상, 혹은 발열, 천식,
　　　호흡곤란, 소변 붉은색, 발한(發汗)
● 방약 : 황백4g, 우슬5g, 창출5g, 의이인5g, 복령5g, 반하3g, 목과
　　　5g, 지용3g, 지각3g
● 배합 : ① 습열이 많으면 황금3g을 추가한다.
　　　② 감염증상이 있으면 어성초7g을 추가한다.

3. 비위허한(脾胃虛寒)

● 증상 : 사지무력, 노동후 가중, 근육위축, 식욕부진, 설사, 피로, 안
　　　면초췌
● 방약 : 당삼5g, 백출5g, 복령5g, 산약5g, 진피3g, 율무10g, 사인
　　　3g, 당귀2g, 황기3g, 건강3g, 산사5g
● 배합 : ① 변비가 있으면 진피를 지각3g으로 바꾼다.
　　　② 설사가 없으면 율무를 제거한다.

4. 간신허약(肝腎虛弱)

- 증상 : 질병 발전 완만, 하지무력, 위축, 요통, 어지러움, 이명, 신체 수척
- 방약 : 황기5g, 보골지5g, 토사자5g, 두충5g, 산수유3g, 구기자5g, 숙지황2g, 진피3g, 산사4g
- 배합 : 양기가 많이 부족하면 녹용을 소량 첨가한다.

각종 출혈증

개론 외상성을 제외한 코피, 혈변, 혈뇨, 피하출혈, 토혈, 각혈 등의 병증

병인

① 외감침입(外感侵入 : 외부에서 사기가 침입)
② 식이 부조화
③ 심리와 유관
④ 과로
⑤ 오래된 병

감별주의

외상으로 인한 내장 출혈

분류

A. 코피

1. 열성(熱性) 질병

- 🍃 증상 : 비강건조, 코피, 구강건조, 혹은 신체 발열, 혹은 기침, 가래
- 🍃 방약 : 상엽5g, 국화5g, 길경5g, 백모근5g, 위근5g, 황금5g, 측백
  엽5g, 상백피5g
- 🍃 배합 : ① 감기증상이 있으면 어성초7g을 추가한다.
  ② 열이 심하면 치자5g을 추가한다.

2. 위장 발열

- 🍃 증상 : 비강건조, 코피, 구강건조, 구취, 변비, 가슴답답함, 혹은 치
  은출혈
- 🍃 방약 : 황연2g, 황금4g, 지모5g, 단피4g, 생지황5g, 백모근5g, 우
  슬5g, 맥문동5g
- 🍃 배합 : ① 위염이 있으면 포공영5g을 추가한다.
  ② 위장에 음허 증상이 있으면 옥죽5g을 첨가한다.

3. 간열상승(肝熱上昇)

- 🍃 증상 : 코피, 두통, 어지러움, 입씀, 안구충혈, 이명, 화를 잘 냄
- 🍃 방약 : 시호5g, 황금5g, 산치자3g, 차전자4g, 백모근4g, 대계5g,
  단피5g, 하고초5g
- 🍃 배합 : 변비가 있으면 결명자10g을 추가한다.

4. 기혈(氣血) 부족

- 🍃 증상 : 코피, 피로, 어지러움, 얼굴창백, 가슴두근거림, 불면증
- 🍃 방약 : 당삼5g, 백출5g, 복령5g, 황기3g, 당귀3g, 원지3g, 산조인
  4g, 아교4g, 산사4g
- 🍃 배합 : 출혈이 많으면 삼칠2g을 분말로 복용한다.

B. 치은(齒齦) 출혈

1. 위장 발열

- 🍃 증상 : 구강건조, 치은출혈, 구취, 변비, 가슴 답답함, 혹은 코피
- 🍃 방약 : 황련2g, 황금4g, 지모5g, 단피4g, 생지황5g, 모근5g, 연교
  5g, 승마5g
- 🍃 배합 : ① 위염이 있으면 포공영5g을 추가한다.
  ② 위장에 음허(陰虛) 증상이 있으면 옥죽5g을 첨가한다.

2. 음허(陰虛) 발열

- 증상 : 구강건조, 치은출혈, 선홍색출혈, 치아허약, 혹은 토끼변, 수족 중앙 발열, 노동이나 열병후 자주 유발
- 방약 : 단피4g, 생지황5g, 산수유3g, 산약5g, 택사5g, 여정자5g, 한련초5g, 측백엽5g, 천초5g, 아교4g, 산사5g
- 배합 : 발열이 심하면 지모5g을 추가한다.

C. 피하출혈

1. 혈열(血熱)

- 증상 : 피부에 멍이 자주 출현, 갑자기 발생, 코피, 치은출혈, 혈변 동반, 혹은 발열, 혹은 구강건조, 변비
- 방약 : 생지황5g, 적작약5g, 금은화5g, 단피5g, 측백엽5g, 대계5g
- 배합 : 염증이 있으면 어성초7g을 추가한다.

2. 음허(陰虛) 발열

- 증상 : 피부에 멍이 자주 출현, 혹은 토끼변, 구강건조, 도한, 수족 중앙 발열, 노동이나 열병후 자주 유발
- 방약 : 단피4g, 생지황5g, 산수유3g, 산약5g, 택사5g, 여정자5g, 한련초5g, 측백엽5g, 천초5g, 아교4g, 산사5g
- 배합 : 음허(陰虛) 발열이 심하면 지모5g을 추가한다.

3. 기허(氣虛)

- 증상 : 피부에 옅은 멍이 자주 출현, 신체피로, 안면 창백, 어지러움, 식욕부진
- 방약 : 당삼5g, 백출5g, 복령5g, 당귀2g, 선학초5g, 삼칠분말2g
- 배합 : 양기 허약이 심하면 황기5g을 추가한다.

D. 각혈(咯血)

1. 조열상폐(燥熱傷肺: 건조한 사기가 폐를 손상시킴)

- 증상 : 인후부 가려움, 기침, 가래중에 소량 선홍색 혈액, 구강, 코 건조, 혹은 신체발열
- 방약 : 상엽5g, 행인3g, 사삼5g, 지모5g, 패모5g, 황금5g, 산치자3g, 상백피5g, 측백엽4g, 백모근5g
- 배합 : 감기나 폐렴증상이 있으면 어성초7g을 추가한다.

2. 간열범폐(肝熱犯肺: 간의 열이 폐에 침입함)

- 증상 : 돌연 기침, 혈액성 가래, 가슴 옆구리부위 불편감, 성격이 급함, 입씀, 심리와 유관
- 방약 : 상백피5g, 지골피5g, 황금5g, 단피5g, 우절5g
- 배합 : 출혈이 많으면 삼칠2g을 추가한다.

3. 폐음허(肺陰虛)

- 증상 : 기침, 소량 가래, 가래중 소량 혈액, 구강건조, 도한, 혹은 토끼변
- 방약 : 백합5g, 생지황4g, 맥문동5g, 원삼3g, 백작약4g, 지골피5g, 패모5g, 측백엽5g
- 배합 : 변비가 있으면 결명자7g을 추가한다.

참고

백합은 관상용 꽃으로 사용하기도 하고, 뿌리는 식용, 약용으로 사용한다. 그러나 백합의 종류가 천여종이 달하고, 어떤 종류는 독성이 있으므로 함부로 복용해서는 안 된다.

*

뽕나무는 모두 다 약재로 사용하는데 부위별로 이름이 다르다. 상엽(잎), 상지(가지), 상심자(오디), 상백피(뿌리의 흰 부위)로 분류한다. 공통점은 성질이 차다. 상엽과 상백피는 폐에 열이 있는 증상에 사용하고 가래를 없애는 작용이 있다. 상지는 관절통에 많이 사용하고, 상심자는 보약으로 사용한다.

E. 토혈

1. 위장 발열

- 증상 : 상복부 팽만, 혹은 통증, 선홍색 토혈, 구취, 변비
- 방약 : 황연2g, 황금4g, 측백엽5g, 하엽7g, 지각3g, 죽여5g, 맥아5g, 삼칠분말3g
- 배합 : 위염이 있으면 포공영5g을 추가한다.

2. 간열범위(肝熱犯胃: 간의 열이 위장에 침입함)

- 증상 : 검붉은 토혈, 입씀, 옆구리 통증, 가슴 답답함, 불면증
- 방약 : 황금4g, 삼칠분말3g, 산치자3g, 단피5g, 백모근5g, 대계5g
- 배합 : ① 위염이 있으면 포공영5g을 추가한다.
  　　　② 기체(氣滯)가 있으면 지각3g을 추가한다.

3. 기허(氣虛)

- 증상 : 장기간 소량 토혈, 피로, 어지러움, 가슴 두근거림, 얼굴 창백
- 방약 : 당삼5g, 백출5g, 복령5g, 황금4g, 당귀2g, 생강2쪽, 오적골
  　　　5g, 삼칠분말2g
- 배합 : 기(氣)가 많이 허약하면 당삼을 인삼으로 바꾼다.

F. 혈변

1. 대장습열(大腸濕熱)

- 증상 : 선홍색 출혈, 변비 혹은 부드러운 대변, 항문 작열감, 혹은 복
  　　　통, 요통, 입씀
- 방약 : 지유3g, 회각5g, 천초5g, 산치자4g, 복령5g, 지각5g, 황연
  　　　3g, 삼칠분말2g
- 배합 : 복통이 있으면 오매5g을 추가한다.

2. 비위허한(脾胃虛寒)

- 증상 : 검붉은 혈변, 심하면 순두부같은 아주 검은색 혈변, 복부 경미한 통증, 열 시프후 경감, 얼굴 초췌, 피로, 대변 무름
- 방약 : 당삼5g, 황기5g, 백출5g, 복령5g, 건강3g, 생지황5g, 당귀2g, 오적골5g, 삼칠2g
- 배합 : 양기가 허약하면 녹용을 소량 추가한다.

G. 혈뇨

1. 하초열성(下焦熱盛)

- 증상 : 소변 붉음, 뇨량감소, 배뇨시 작열감, 가슴 답답함, 구강건조, 안면홍조, 수면장애
- 방약 : 생지황5g, 대계5g, 산치자3g, 소계5g, 죽엽5g, 백모근5g, 포황5g
- 배합 : 비뇨기 염증이 있으면 어성초7g을 추가한다.

2. 신장 음허(陰虛)

- 증상 : 소변 붉음, 뇨량감소, 요통, 이명, 신체 수척, 도한, 수족발열
- 방약 : 생지황5g, 산약5g, 복령5g, 택사7g, 산수유3g, 단피5g, 백모근5g
- 배합 : 음허(陰虛) 발열증상이 심하면 지모5g, 황백5g을 추가한다.

3. 비장 허약

- 증상 : 오랜된 병력, 옅은 선홍색 혈뇨, 안면 초췌, 피로
- 방약 : 당삼5g, 백출5g, 복령5g, 황기3g, 당귀2g, 진피3g, 선학초 4g, 대계5g

4. 신장 양기 부족

- 증상 : 오랜된 병력, 옅은 선홍색 혈뇨, 빈뇨, 야간 빈뇨 증가, 어지 러움, 이명, 요통
- 방약 : 숙지황4g, 산약5g, 산수유3g, 보골지5g, 토사자5g, 두충5g, 복령5g, 선학초5g, 삼칠분말3g
- 배합 : ① 양기부족이 심하면 녹용을 소량 첨가한다.
  ② 비장허약 증상이 동반하였으면 당삼5g, 백출5g, 복령5g 을 추가한다.

---

*삼초(三焦)란? 한의학적인 개념으로 상초(上焦), 중초(中焦), 하초(下焦)로 구분한다. 상초 에는 폐, 심장이 있고, 중초에는 소화기가 있고, 하초에는 간담을 포함하여 비뇨기가 있 다. 삼초는 수분과 기가 통하는 장소이고, 경락을 연결하는 작용을 한다고 하였다.

비감염성 발열

개론 감염이나 염증성이 아니고, 장기(臟器)나, 음양의 부조화로 인한 열을 의미한다. 현대의학으로 본다면 갑상선 기능항진, 원인불명성 대사 항진 등이 여기에 포함된다.

병인

① 진액부족

② 비위허약

③ 혈허(血虛)

④ 신장양기 부족

⑤ 기체성(氣滯性) 발열

⑥ 어혈조체(瘀血阻滯: 어혈로 막힘)

감별주의

① 감염성 질환

② 염증성 질환

1. 음허(陰虛) 발열

- 증상 : 장기간 오후발열, 혹은 야간 가중, 혹은 수족중앙 발열, 혹은 뼈의 발열감, 구강건조, 가슴 답답함, 불면증, 수면후 발한, 변비, 소변감소.
- 방약 : 별갑5g, 청호5g, 은시호5g, 지골피5g, 모려7g, 지모5g
- 배합 : ① 도한이 심하면 부소맥5g을 추가한다.
        ② 불면증이 심하면 산조인5g, 야교등5g을 추가한다.

2. 기허(氣虛) 발열

- 증상 : 일반적으로 노동후 발열, 어지러움, 감기에 잘 걸림, 호흡촉박, 무력, 활동후 발한, 식욕부진, 대변무름, 혹은 혈변
- 방약 : 당삼5g, 황기5g, 백출5g, 당귀2g, 복령5g, 시호5g, 승마5g, 진피4g
- 배합 : ① 식욕부진이 있으면 산사5g을 추가한다.
        ② 혈허(血虛) 증상이 있으면 백작약5g을 첨가한다.

3. 혈허(血虛) 발열

- 증상 : 저열, 입술·손톱 분홍색, 얼굴창백, 어지러움, 피로, 가슴 두근거림

● 방약 : 당삼5g, 황기5g, 백출5g, 당귀2g, 복령5g, 백작약5g, 구기
　　　자5g, 대추5개

● 배합 : 식욕부진이 있으면 산사5g을 추가한다.

4. 양허(陽虛) 발열

● 증상 : 추위를 느끼면서도 발열감이 있고, 사지냉한, 어지러움, 얼굴
　　　자색, 피로, 요통, 빈뇨, 혹은 새벽에 설사

● 방약 : 부자(법제)3g, 육계5g, 숙지황3g, 산수유3g, 복령5g, 택사5g,
　　　산약5g, 백출5g, 토사자5g, 두충5g

● 배합 : 양기가 많이 허약하면 녹용을 소량 사용한다.

> **참고**
> 　　부자를 생 것으로 사용하면 독성이 강해 위험하나 3시간 끓이면 독성이
> 대부분 없어진다고 한다. 다른 약재와 혼합하여 처방할시에는 부자를 먼저 2시간
> 끓인후 다른 약재를 넣어 다시 1시간 이상 끓여서 복용한다.

5. 기체(氣滯) 발열

● 증상 : 가슴이 답답한 발열감, 정서와 유관, 심리가 우울하거나 성격
　　　이 급함, 가슴·옆구리부위의 불편감, 입씀, 생리불순, 생리통

● 방약 : 시호4g, 향부4g, 적작약4g, 단피3g, 복령5g, 박하3g, 울금
　　　3g, 황금3, 당귀2g

● 배합 : 열이 많으면 산치자3g을 추가한다.

6. 어혈(瘀血) 발열

- 증상 : 오후, 혹은 야간에 발열, 혹은 국소부위만 한정적인 발열, 구
강건조, 어혈부위 통증, 입술·손톱 부위 자색
- 방약 : 도인3g, 홍화5g, 당귀3g, 시호4g, 지각3g, 천궁3g, 적작약
5g, 단삼5g
- 배합 : ① 기(氣)가 허약하면 황기3g을 추가한다.
② 양기가 부족하면 계지5g을 추가한다.

7. 습열(濕熱) 발열

- 증상 : 저열, 오후 가중, 가슴답답함, 발병 완만, 혹은 구역질, 신체
무거운감, 대변 무름
- 방약 : 황금3g, 로근5g, 의이인7g, 죽엽5g, 후박3g, 반하3g
- 배합 : ① 비장이 허약하면 당삼5g, 복령5g을 추가한다.
② 기(氣)가 막혀 있으면 지각3g을 추가한다.

이명, 이롱(耳鳴, 耳聾: _{청각장애})

개론 이명은 귀에서 소리나는 증상이다. 환자마다 느끼는 소리가 다른데, 매미소리, 폭포에서 물 떨어지는 소리가 많다. 이롱은 후천성 청각장애를 말하는데, 이명에서 발전된 것이 많다.

병인

① 외감침입(外感侵入: 외부에서 사기가 신체에 들어옴)

② 간신허약(肝腎虛弱)

③ 비위허약(脾胃虛弱)

④ 화학물질 중독

분류

A. 실증(實證)

1. 간담열성(肝膽熱盛)

● 증상 : 돌연 이명, 혹은 이롱, 구강건조, 입씀, 가슴답답함, 화를 잘 냄, 안면홍조, 불면증, 가슴·옆구리 부위의 불편감, 변비, 소변붉음

● 방약 : 시호5g, 황금4g, 산치자3g, 택사7g, 생지황5g, 단피5g, 하고초5g, 산사4g

● 배합 : 변비가 심하면 결명자10g을 추가한다.

2. 담화울결(膽火鬱結: 담낭에 열이 뭉침)

- 증상 : 매미 소리같은 이명, 때에 따라서는 청각장애, 가슴답답함, 가래가 많음, 입씀, 혹은 어지러움, 구역질, 대소변 장애
- 방약 : 황금4g, 황연2g, 지실3g, 반하3g, 복령5g, 죽여5g, 창포5g
- 배합 : 가래가 많으면 죽여를 죽력5ml로 바꾼다.

B. 허증(虛證)

1. 신정부족(腎精不足)

- 증상 : 이명, 이롱, 요통, 어지러움, 관골부위 붉음, 수족 중앙 발열감
- 방약 : 생지황5g, 산수유3g, 산약5g, 택사5g, 단피4g, 복령5g, 시호5g, 오미자3g, 창포5g, 구기자5g
- 배합 : ① 신장의 양기가 부족하면 두충5g, 토사자5g을 추가한다.
  ② 식욕부진이 있으면 산사5g을 추가한다.

2. 비위허약

- 증상 : 이명, 이롱, 노동후 가중, 피로, 식욕부진, 설사, 안면창백
- 방약 : 당삼5g, 황기⁽ᵃ⁾3g, 승마4g, 갈근7g, 만형자5g, 백출5g, 택사7g, 창포5g, 진피5g
- 배합 : 수면장애가 있으면 복령5g을 첨가한다.

제2절 | 정형외과 질환

요 통

∙∙

개론 허리부위의 통증 및 운동범위 제한

병인

① 외감침입(外感侵入: 외부의 사기가 침입)-한사(寒邪), 열사(熱邪)

② 기체어혈(氣滯瘀血: 기가 막히고 어혈이 생겨 순환이 안됨)

③ 신장허약(腎臟虛弱)

감별주의

① 추간원판 탈출증

② 강직성 척추염, 척추결핵

각론

1. 한습요통(寒濕腰痛: 한(寒)과 습(濕)으로 인한 통증)

🍃 증상 : 허리냉통, 비오거나 추우면 가중, 환부에 따뜻한 것으로 시프
하는 것을 좋아하고, 허리 굴신장애, 가만히 있어도 통증

- 방약 : 건강3g, 계피3g, 백출4g, 복령4g, 창출5g, 독활5g, 두충5g, 토사자4g
- 배합 : ① 통증이 심하면 쑥탕에 찜질을 하는 것도 효능이 있다.

　　② 비위가 허약하면 당삼5g을 추가한다.

2. 습열요통(濕熱腰痛: 습(濕)과 열(熱)로 인한 통증)

- 증상 : 요통, 환부에 열감이 있고, 여름이나 비올 시 가중, 시원하게 하면 통증이 경간, 입은 마르나 물은 마시기를 싫어하고, 입이 쓰고, 속이 답답하고, 소변이 붉고 적음
- 방약 : 창출5g, 어성초5g, 목과4g, 택사5g, 차전초5g, 황백3g, 지각3g
- 배합 : ① 통증이 심하면 냉탕에 찜질을 하는 것도 효능이 있다.

　　② 비장이 허약하면 당삼2g, 백출3g을 추가한다.

3. 어혈요통(瘀血腰痛)

- 증상 : 허리에 찌르는 듯한 통증, 아픈 곳이 일정하고, 야간에 가중, 아픈 곳의 맛사지를 싫어하고, 허리운동이 제한되고, 외상병력, 혹은 얼굴자색
- 방약 : 당귀2g, 천궁3g, 단삼4g, 갈근7g, 홍화5g, 진피3g
- 배합 : ① 통증이 심하면 삼칠2g을 배합한다.

　　② 기(氣)가 허약하면 황기3g을 추가한다.

4. 신허성(腎虛性) 요통

🍃 증상 : 요통, 사지무력, 맛사지를 좋아하고, 허리 · 하체무력(無力),
     양기가 허하면 사지냉한, 피로, 음허(陰虛)증상이 있으면 가
     슴 답답함, 불면증, 구강건조, 도한(盜汗)이 있다.

🍃 방약 : 양허(陽虛)−두충5g, 토사자5g, 산수유2g, 숙지황2g, 구기사
     3g
     음허(陰虛)−숙지황3g, 구기자3g, 당귀2g, 산수유2g, 두충
     3g, 산사3g

참고

  음(陰)을 보(補)하는 약, 즉 숙지황, 구기자, 맥문동 등을 사용하면 소화
불량 증상이 발생함으로 소화제인 산사와 이기약(理氣藥: 기를 돌리는 작용이 있는 약)인
진피를 배합하여 효능을 높인다.

관절통

개론 한의학에서는 비증(痹證)이라고 한다. 풍, 한, 습, 열사(風, 寒,
濕, 熱邪)의 침입이나 신체가 허약하여 생긴 것으로 인식하였다. 자주 발
생하는 부위는 슬관절, 견관절, 수족관절 등이다.

병인

① 정기허약(正氣虛弱)

② 외사침입(外邪侵入: 외부에서 나쁜 기운이 침입)

감별주의

① 중풍, 소아마비

② 내과 질환성 관절통

분류

A. 풍한습성(風寒濕性) 관절통

1. 행비(行痹: 통증 부위가 자주 변함)

🍃증상 : 사지관절통, 통증부위가 일정하지 않고 이리저리 다님, 관절 굴신장애, 찬 바람을 싫어하고 발열감이 있음

🍃방약 : 계지5g, 방풍5g, 진구5g, 적작약5g, 당귀2g, 위령선4g, 지용5g

🍃배합 : ① 상체에 통증이 있으면 강활5g, 상지5g, 천궁3g을 추가한다.

② 하체에 통증이 있으면 독활5g, 우슬5g을 첨가한다.

③ 간과 신장이 허약하면 두충5g, 상기생5g을 첨가한다.

④ 혈액순환 장애가 있으면 홍화5g, 갈근7g을 첨가한다.

2. 통비(痛痹: 통증이 심함)

- 증상 : 관절부위의 통증이 심함, 통증부위가 일정함. 뜨거운 것으로 시프하면 통증 감소, 관절의 굳음, 굴신장애
- 방약 : 부자(법제)4g, 계지5g, 방풍5g, 황기5g, 생강3쪽
- 배합 : ① 상체에 통증이 있으면 강활5g, 상지5g, 천궁3g을 추가한다.

  ② 하체에 통증이 있으면 독활5g, 우슬5g을 첨가한다.

  ③ 간과 신장이 허약하면 두충5g, 상기생5g을 첨가한다.

  ④ 혈액순환 장애가 있으면 홍화5g, 갈근7g을 첨가한다.

3. 착비(着痹: 부종과 통증이 있음)

- 증상 : 관절부위의 부종, 통증, 피부의 감각이상, 전신피로 및 불편감, 관절의 굳음, 굴신장애 및 활동 장애
- 방약 : 의이인8g, 비해5g, 창출5g, 방풍5g, 계지5g, 당귀2g
- 배합 : ① 상체에 통증이 있으면 강활5g, 상지5g, 천궁3g을 추가한다.

  ② 하체에 통증이 있으면 독활5g, 우슬5g을 첨가한다.

  ③ 간과 신장이 허약하면 두충5g, 상기생5g을 첨가한다.

  ④ 혈액순환 장애가 있으면 홍화5g, 갈근7g을 첨가한다.

B. 풍습열비(風濕熱痹: 바람과 습으로 인한 열성 관절통)

● 증상 : 관절부위 홍종(紅腫: 붉게 부종), 작열감, 통증, 발열감, 발한

● 방약 : 의이인10g, 지모5g, 금은화7g, 연교4g, 적작약4g, 백작약 4g, 자초4g, 잠사5g

● 배합 : ① 진액이 부족하면 생지황3g을 추가한다.

② 통증이 심하면 갈근5g, 삼칠2g을 첨가한다.

C. 왕비(변형이 있는 관절통)

● 증상 : 장기(長期) 병력, 관절비대, 변형, 굴신장애, 혹은 강직, 혹은 발열, 혹은 냉한

● 방약 : 숙지황3g, 보골지5g, 골쇄보5g, 계지5g, 적작약5g, 방풍5g, 우슬5g

● 배합 : ① 열이 있으면 계지를 제거하고, 의이인10g, 갈근7g, 금은 화5g을 추가한다.

② 병변이 상지에 있으면 상지5g, 강활5g을 추가한다.

③ 병변이 하지에 있으면 독활5g을 추가한다.

④ 관절에 부종이 심하면 창출5g, 의이인10g을 추가한다.

⑤ 어혈 증상이 있으면 홍화5g, 단삼5g을 추가한다.

폐쇄성 혈전혈관염(Buergers disease)

개론 사지말단의 혈관에 동맥경화가 발생했거나 혈전(핏덩이)이 막혀서 조직에 괴사를 초래하여 썩어가는 병증

병인

① 기체어혈(氣滯瘀血: 기가 막혀 어혈이 생김)

② 맥락한응(脈絡寒凝: 몸이 차거나 차게 하여 혈액이 굳어지고, 혈관이 수축됨)

③ 맥락어혈(脈絡瘀血)-동맥경화.

④ 맥락열독(脈絡熱毒: 열로 인해 혈액의 점도가 높아짐)

⑤ 기혈부족(氣血不足)-기혈이 부족하여 혈액을 순환시키지 못함

감별주의

① 당뇨합병증

② 동상

③ 레이노병 (Raynaud's disease)-동맥혈관 경련

④ 통풍

분류

1. 기체어혈(氣滯瘀血)

🍃증상 : 평소 성격이 급하고 화를 잘냄, 사지 순환장애, 저린감, 피부
　　　암흑색, 가슴·옆구리 부위 불편감, 두통, 안구충혈

- 방약 : 시호5g, 적작약5g, 지각3g, 당귀3g, 단삼5g, 홍화5g, 국화

   5g, 구기자5g

- 배합 : ① 콜레스트롤이 많으면 택사7g, 하엽5g을 추가한다.

   ② 혈압이 높으면 지골피5g, 대계5g을 추가한다.

2. 맥락한응(脈絡寒凝)

- 증상 : 사지말단 한랭·통증, 따뜻하게 하면 통증경감, 환부 자색
- 방약 : 부자(先煎)3g, 건강5g, 단삼5g, 홍화5g, 당귀3g, 산사5g
- 배합 : ① 콜레스트롤이 많으면 택사7g, 하엽5g, 구기자5g을 추가

   한다.

   ② 혈압이 높으면 지골피5g, 대계5g을 추가한다.

참고
선전(先煎)이란? 다른 약보다 1~3시간 먼저 끓이는 것을 말한다.
부자의 독을 없애기 위해 3시간 선전(先煎)하고, 그 약액에 물과 다른 약재
를 넣어 다시 끓인다.

3. 맥락어혈(脈絡瘀血)

- 증상 : 사지말단 순환장애, 저린감, 피부 암흑색, 야간가중, 지속적

   인 통증

- 방약 : 단삼5g, 홍화5g, 당귀3g, 산사5g, 도인3g, 천궁5g, 지용5g

◉ 배합 : ① 콜레스트롤이 많으면 택사7g, 하엽5g, 구기자5g을 추가
한다.

② 혈압이 높으면 지골피5g, 대계5g을 추가한다.

③ 열증이 있으면 포공영5g, 금은화5g을 추가한다.

4. 맥락열독(脈絡熱毒)

◉ 증상 : 신체·환부 발열감, 사지말단 붉은색, 피부궤양, 환부 작열
감, 야간가중, 구강건조, 변비, 핍뇨

◉ 방약 : 황기3g, 당귀3g, 단삼5g, 갈근7g, 석곡5g, 연교5g, 금은화
5g

◉ 배합 : ① 열이 심하면 지모5g, 황백3g을 추가한다.

② 통증이 심하면 지용5g을 추가한다.

5. 기혈부족(氣血不足)

◉ 증상 : 장기간 상처 불유합, 소량 농액, 피로, 신체수척, 안면 창백,
어지러움, 가슴 두근거림, 식욕부진

◉ 방약 : 황기5g, 당삼5g, 복령5g, 백출5g, 당귀3g, 백작약5g, 천궁
5g, 숙지황3g, 산사5g

◉ 배합 : ① 통증이 심하면 지용5g을 추가한다.

② 콜레스트롤이 많으면 택사7g, 하엽5g, 구기자5g을 추가
한다.

위증(痿證)

개론 사지의 근맥이 허약하여 수족에 힘이 없으면서 수의운동(隨意運動)에 장애가 있는 병증, 시간이 오래되면 신체가 말라가는 증상.

병인

① 조열상폐(燥熱傷肺: 열로 인해 폐가 손상됨)

② 식이 부조화

③ 습열침입(濕熱侵入)

④ 과도한 노동, 외상

감별주의

① 중풍

② 소모성 질환

분류

1. 폐열모진(肺熱耗津)

🍃 증상 : 열병후 사지무력, 기침, 인후부 건조. (발열시 기침, 두통, 발한, 전신근육통, 구강건조, 피부건조, 변비 등의 증상 출현 가능)

🍃 방약 : 석고5g, 상엽5g, 맥문동5g, 화마인5g, 아교5g, 행인5g, 비
　　　　 파엽5g, 인삼3g

🍃 배합 : ① 열이 심하면 석고를 대량으로 사용하고, 지모5g, 죽엽5g
　　　　 을 첨가한다.

　　　　 ② 인후부가 많이 건조하면 괄루피5g, 상백피5g, 천패모5g
　　　　 을 첨가한다.

　　　　 ③ 열은 내렸는데 피곤하고 식욕이 없으면 석고를 빼고 산약
　　　　 5g, 석곡5g, 백출5g, 산사5g을 첨가한다.

2. 습열침입(濕熱侵入)

🍃 증상 : 사지가 점진적으로 위축·무력, 붉은 소변·작열감, 사지 마
　　　　 비감, 경미한 부종, 가슴답답함, 피부 경미한 발열감.

🍃 방약 : 창출5g, 황백5g, 의이인5g, 우슬5g, 비해5g, 택사7g, 목과
　　　　 5g, 오가피5g

🍃 배합 : ① 습이 많으면 후박5g, 복령5g, 진피5g을 첨가한다.

　　　　 ② 장마철에 습사가 침입했으면 곽향5g, 폐란5g을 첨가
　　　　 한다.

　　　　 ③ 음허증상이 있으면 생지황5g, 맥문동5g, 귀판5g, 석곡5g
　　　　 을 첨가한다.

　　　　 ④ 어혈로 마비감이 있으면 당귀3g, 홍화5g, 도인5g, 적작약
　　　　 5g을 첨가한다.

3. 간신허약(肝腎虛弱)

- 증상 : 서서히 발병, 사지무력, 근육위축, 허리 · 슬관절 무력, 어지러움, 이명, 유정(遺精), 생리불순.
- 방약 : 숙지황5g, 귀판5g, 황백5g, 지모5g, 백작약5g, 당귀3g, 구골(狗骨)5g, 두충5g, 우슬5g, 진피5g, 건강5g
- 배합 : ① 기혈이 부족하면 당삼5g, 황기5g, 계혈등5g을 첨가한다.
  ② 양기가 허약하면 지모, 황백을 빼고, 녹용5g, 보골지5g, 육계5g을 첨가한다.

4. 비위허약(脾胃虛弱)

- 증상 : 사지의 무력증상이 점진적으로 가중, 사지근육이 차차 위축, 식욕부진, 대변무름, 피로, 안면부종.
- 방약 : 인삼5g, 백출5g, 산약5g, 편두5g, 연자육5g, 복령5g, 의이인5g, 사인3g, 진피5g, 대추5개, 생강3쪽, 산사5g, 길경5g
- 배합 : ① 담이 있으면 반하5g을 배합한다.
  ② 기혈이 허약하면 황기5g, 구기자5g, 계원육5g을 첨가한다.

5. 혈어조체(血瘀阻滯: 어혈이 생겨서 기의 순환을 막음)

- 증상 : 사지위축, 사지마비 · 감각이상, 입술자색, 사지 정맥 선명.

- 방약 : 인삼5g, 황기5g, 당귀3g, 백출5g, 숙지황5g, 천궁5g, 도인
  5g, 홍화5g, 우슬5g, 지용5g, 산사5g
- 배합 : 사지에 마비감이 심하면 천산갑5g, 삼칠3g, 귤홍5g을 첨가
  한다.

주의사항

① 평소 정상적인 식사와 운동을 통하여 건강상태를 유지한다.
② 불량한 습관(과도한 음주, 흡연 등)을 개선한다.
③ 발병후 질병의 진전을 막기 위해서 지속적인 재활치료를 실시한다.

참고

인경약(引經藥): 약 성분을 신체의 상하로 유도하는 작용이 있는 약을 말한다. 길경은 약을 상부로 유도하고, 우슬은 아래로 유도하는 작용을 한다. 상부에 병변이 있을 때는 길경을 배합하고, 하부에 병변이 있으면 우슬을 배합한다.

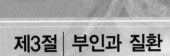

제3절 | 부인과 질환

생리통

개론 부녀자가 생리 전후에 하복부, 혹은 허리부위 통증, 심지어 기
절까지 하는 증상

병인

① 기체어혈(氣滯瘀血: 기와 혈이 막힌 병증)—스트레스, 혈액순환장애

② 한사침입(寒邪侵入: 찬 기운이 들어옴)

③ 습열하주(濕熱下注: 하부에 감염된 습열 병증)

④ 기혈허약(氣血虛弱)

⑤ 간신허약(肝腎虛弱)

감별주의

① 방광염

② 결장염

③ 맹장염

④ 자궁외 임신

각론

1. 기체어혈(氣滯瘀血)

- 증상 : 생리전, 혹은 생리시 하복부 통증, 맛사지를 싫어하고, 생리
  소량, 배출이 시원하지 않고, 생리혈 자색, 종괴, 생리전에 유
  방팽장 및 통증, 심리와 유관
- 방약 : 당귀2g, 천궁2g, 적작약4g, 홍화4g, 지각3g, 향부3g, 단삼
  3g, 익모초3g
- 배합 : ① 몸이 차면 건강4g을 첨가한다.
  ② 간에 기체(氣滯)가 있으면 시호3g을 추가한다.

2. 한습침입(寒邪侵入)

- 증상 : 생리전이나 생리시 하복부 냉통, 따뜻하게 하면 통증이 경감,
  생리소량, 혈액의 색이 검붉은 색이고, 핏덩이가 있고, 추위
  를 싫어하고, 사지가 차며 혹은 대하량이 많다.
- 방약 : 애엽5g, 당귀2g, 계피3g, 건강4g, 천궁4g, 진피3g
- 배합 : ① 어혈이 심하면 단삼4g, 갈근5g을 첨가한다.
  ② 습(濕)이 많으면 창출5g을 추가한다.

3. 습열어조(濕熱瘀阻)

- 증상 : 생리전이나 생리시 하복부 통증, 맛사지를 싫어하고, 배출한

혈액이 끈끈하고 대하량이 많고, 색은 황색이고, 때에 따라
신체에 저열이 있다.

🍃 방약 : 단피3g, 황금3g, 당귀2g, 적작약4g, 천궁3g, 홍화4g, 포공
영4g

🍃 배합 : ① 염증이 심하면 택사10g, 어성초7g을 첨가한다.

② 소변장애가 있으면 택사10g, 복령5g을 첨가한다.

4. 기혈(氣血)부족

🍃 증상 : 생리후 하복부 경미한 통증, 맛사지를 싫어하고, 생리소량,
색이 옅으며 혈액의 질이 물과 같이 점도가 낮고, 안면이
창백하고 피로를 많이 느낌

🍃 방약 : 인삼3g, 황기3g, 숙지황2g, 당귀2g, 천궁2g, 생지황2g, 산
사4g

🍃 배합 : ① 비장이 허약하면 당삼5g, 백출4g을 첨가한다.

② 어지럽고 얼굴이 많이 창백하면 백작약5g을 첨가한다.

5. 간신허약(肝腎虛弱)

🍃 증상 : 생리후 1~2일 동안 하복부 경미한 통증, 요통, 생리소량, 색
이 옅으며 혈액의 질이 물과 같이 점도가 낮고, 혹은 이명(耳
鳴), 건망증, 오후에 열이 약간 있음

🍃 방약 : 당귀2g, 백작약4g, 산수유3g, 아교2g, 산약4g, 두충4g

🍃 배합 : ① 몸이 많이 차면 계지4g을 첨가한다.

　　　　② 도한(盜汗)이 있으면 숙지황2g, 구기자4g을 첨가한다.

불임증

···

개론 해부, 생리적으로 정상인데 임신이 불가능한 병증

병인

① 신장기능 허약

② 간기울결(肝氣鬱結: 간의 기가 뭉침)

③ 자궁어혈(子宮瘀血)

④ 담습내조(痰濕內阻: 담과 습이 경락을 막음)

감별주의

① 해부학적인 기능

② 생리적인 병변

분류

1. 신양부족(腎陽不足: 신장의 양기 부족)

🍃 증상 : 장기간 불임, 생리연장, 혹은 폐경, 불감증, 하복부 냉통, 대

하가 많고 맑음, 요통, 야간 빈뇨, 얼굴초췌

🍃 방약 : 토사자5g, 복분자7g, 육종용5g, 구기자5g, 상기생5g, 숙지
황3g, 당귀3g, 자하거5g

🍃 배합 : ① 비위가 허약하면 당삼5g, 백출5g을 추가한다.

② 소화장애가 있으면 산사5g, 맥아5g을 첨가한다.

2. 신음부족(腎陰不足: 신장의 음기 부족)

🍃 증상 : 장기간 불임, 생리가 앞으로 당김, 소량 생리, 신체 수척, 어
지러움, 이명, 요통, 수족 중앙 발열, 불면증, 도한

🍃 방약 : 숙지황3g, 산약5g, 속단5g, 상기생5g, 우슬3g, 산수유3g,
백작약5g, 두충5g, 토사자5g, 모려5g, 산사5g

🍃 배합 : ① 자궁 발육이 저조하면 자하거5g을 추가한다.

② 음허(陰虛)로 인해 발열감이 있으면 두충, 토사자를 제거
하고 단피3g, 지모5g을 추가한다.

3. 간기울결(肝氣鬱結: 간의 기가 뭉침)

🍃 증상 : 불임, 생리불순, 생리량 변화, 생리통, 생리전에 심리변화 가
중, 성격이 급함

🍃 방약 : 향부3g, 당귀2g, 적작약5g, 우슬3g, 지실3g, 백출5g, 복령5g

🍃 배합 : ① 어혈 증상이 있으면 단삼5g을 추가한다.

② 우울한 증상이 있으면 합환피3g, 산조인5g을 추가한다.

4. 자궁어혈

- 🍃 증상 : 불임, 생리연장, 혹은 정상, 생리통, 생리혈 자색, 자궁근종
- 🍃 방약 : 도인3g, 단삼5g, 익모초5g, 홍화5g, 진피3g, 향부4g, 천산갑5g
- 🍃 배합 : ① 습(濕)이 많으면 창출5g, 백출5g을 추가한다.
  ② 열이 있으면 포공영5g, 연교5g을 첨가한다.

5. 담습내조(痰濕內阻)

- 🍃 증상 : 불임, 비만, 생리연장, 심하면 폐경, 피로, 대하량 증가, 어지러움, 가슴두근거림
- 🍃 방약 : 복령5g, 반하3g, 창출5g, 향부3g, 지각4g, 석창포4g
- 🍃 배합 : 비장이 허약하면 당삼5g, 백출5g을 추가한다.

생리불순

··

개론 생리주기가 뒤로 연장되거나 앞으로는 당기는 증상

병인

① 비장허약(脾臟虛弱)

② 간신허약(肝腎虛弱)

③ 기혈부족(氣血不足)

④ 음허화왕(陰虛火旺: 음액 부족으로 인한 발열)

⑤ 어혈증(瘀血證)

⑥ 혈열증(血熱證)

⑦ 혈한증(血寒證)

⑧ 간기울결(肝氣鬱結: 간기가 뭉침)

감별주의

① 갱년기 장애
② 임신

분류

1. 비장허약(脾臟虛弱)

- 증상 : 생리불순, 경미한 생리통, 식욕부진, 피로, 혹은 설사, 생리량
  감소, 얼굴 창백
- 방약 : 당삼5g, 복령5g, 백출5g, 대추3개, 당귀2g, 진피3g, 산사5g
- 배합 : 증상이 심하면 당삼을 인삼4g으로 바꾼다.

2. 간신허약(肝腎虛弱)

- 증상 : 생리불순, 경미한 생리통, 요통, 어지러움, 이명, 추위를 많이 탐

🍃 방약 : 숙지황3g, 구기자5g, 산수유3g, 두충5g, 토사자5g, 속단5g,
당귀2g

🍃 배합 : ① 추위를 많이 타면 녹용을 소량 첨가한다.
② 소화불량이 심하면 산사3g을 추가한다.

3. 기혈부족(氣血不足)

🍃 증상 : 생리불순, 경미한 생리통, 피로, 어지러움, 안면 창백, 생리량
감소, 생리혈 분홍색, 가슴 두근거림

🍃 방약 : 당삼5g, 복령5g, 백출5g, 대추3개, 당귀2g, 백작약5g, 숙지
황3g, 진피3g, 산사5g

🍃 배합 : 추위를 많이 타면 소량 녹용이나 황기5g을 추가한다.

4. 음허화왕(陰虛火旺)

🍃 증상 : 생리불순, 생리량 감소, 생리혈 선홍색, 오후발열, 수족 중앙
발열, 혹은 토끼변, 혹은 요통, 구강건조

🍃 방약 : 숙지황3g, 구기자5g, 산수유3g, 단피5g, 택사5g, 산약5g

🍃 배합 : 발열감이 심하면 지모5g, 황백3g을 추가한다.

5. 어혈증(瘀血證)

🍃 증상 : 생리불순, 생리통 심함, 생리혈 자색, 생리혈 핏덩이 형성

● 방약 : 도인3g, 단삼5g, 익모초5g, 홍화5g, 진피3g, 향부4g, 천산
　　　 갑5g

● 배합 : 몸이 차면 건강5g을 추가한다.

6. 혈열증(血熱證)

● 증상 : 생리불순, 생리량 감소, 신체 발열, 생리혈 점도 증가, 변비,
　　　 구강건조, 가슴 답답함, 소변감소, 소변황색

● 방약 : 금은화5g, 연교4g, 익모초5g, 생지황3g, 적작약3g, 단삼5g

● 배합 : 열이 심하면 단피5g을 배합한다.

7. 혈한증(血寒證)

● 증상 : 생리불순, 생리통 심함, 생리혈 자색, 신체 한냉

● 방약 : 인삼3g, 당귀2g, 천궁3g, 계지3g, 생강2쪽, 애엽5g

● 배합 : 어혈이 있으면 홍화5g을 추가한다.

8. 간기울결(肝氣鬱結: 간기가 뭉침)

● 증상 : 생리불순, 생리량 변화, 생리색 정상, 생리통, 심리와 유관,
　　　 유방 · 흉협부 통증

● 방약 : 시호4g, 향부4g, 백작약4g, 당귀2g, 오약5g

● 배합 : 소화장애가 있으면 산사5g을 추가한다.

자궁근종

개론 자궁근종은 자궁 평활근 조직이 비대해 진 것으로 여성 생식기에 잘 발생하는 양성 종류(腫瘤)이다. 30~50대에 많이 발병하는데, 그중 40~50대가 많이 발생한다.

병인

① 기체어혈(氣滯瘀血: 기가 막히고 어혈이 생김)

② 간신허약(肝腎虛弱)

③ 한응혈어(寒凝血瘀: 차서 어혈이 생김)

④ 기허어혈(氣虛瘀血: 기가 허해서 어혈이 생김)

⑤ 담어호결(痰瘀互結: 담과 어혈이 서로 뭉침)

감별주의

① 임신

② 자궁근 비대

분류

1. 어혈증(瘀血證)

🍃 증상 : 하복부 종괴, 생리불순, 생리통, 생리 혈액에 덩이가 있고 검붉은 색, 얼굴 흑황색

- 방약 : 도인3g, 홍화5g, 익모초5g, 단삼5g, 진피3g, 삼능3g, 아출
  3g, 당귀3g
- 배합 : ① 기체가 있으면 시호4g, 향부5g, 백작약5g을 추가한다.
  ② 양기가 허약하면 부자3g, 건강3g을 첨가한다.
  ③ 기가 부족하면 당삼5g, 백출5g, 복령5g을 추가한다.

2. 간신허약(肝腎虛弱)

- 증상 : 하복부 종괴, 생리불순, 경미한 생리통, 요통, 어지러움, 이
  명, 신체 수척
- 방약 : 도인3g, 홍화5g, 익모초5g, 단삼5g, 숙지황3g, 구기자5g,
  두충5g, 토사자5g
- 배합 : ① 음허 증상이 심하면 두충, 토사자를 빼고 황백4g을 추가
  한다.
  ② 양기 부족이 심하면 녹용을 소량 첨가한다.

3. 담어호결(痰瘀互結)

- 증상 : 하복부 종괴, 생리불순, 생리통, 대하량 증가, 피로, 식욕부
  진, 대변이상, 얼굴초췌
- 방약 : 반하3g, 후박3g, 창출5g, 백출5g, 도인3g, 홍화5g, 익모초
  5g, 단삼5g, 진피3g
- 배합 : 식욕부진이 있으면 당삼3g, 산사5g을 추가한다.

산후풍

∙∙

개론 출산후 사지 말단, 관절의 통증을 말한다. 심하면 마비감, 부종도 생긴다.

병인

① 혈허증(血虛證: 혈액이 부족한 증상)

② 풍한증(風寒證: 찬바람 침입)

③ 습열증(濕熱證: 습과 열의 발생)

④ 신허증(腎虛證: 신장허약)

⑤ 어혈증(瘀血證)

감별주의

① 류마티스 관절통

② 외과성 관절 병변

분류

1. 혈허증(血虛證)

🍃 증상 : 산후 관절통, 저린감, 얼굴창백, 피부 초췌, 어지러움, 가슴
　　　　두근거림, 신체무력

🍃 방약 : 당귀2g, 백작약4g, 숙지황3g, 당삼5g, 백출5g, 산사5g, 계혈등5g

🍃 배합 : 기허(氣虛) 증상이 심하면 당삼을 인삼4g으로 바꾼다.

2. 풍한증(風寒證)

🍃 증상 : 산후 관절통, 굴신장애, 통증부위 이동, 찬바람 혐오, 오한발열, 혹은 두통

🍃 방약 : 계지5g, 백작약5g, 생강4쪽, 독활5g, 상기생5g, 천궁3g, 방풍5g

🍃 배합 : 신체가 많이 차면 부자3g을 추가한다.

3. 습열증(濕熱證)

🍃 증상 : 산후 관절통, 관절부종, 혹은 발열, 구강건조, 가슴답답함, 대변건조

🍃 방약 : 의이인5g, 창출5g, 황백4g, 우슬5g, 택사7g

🍃 배합 : 기(氣)가 막힌 증상이 있으면 진피3g을 추가한다.

4. 신허증(腎虛證)

🍃 증상 : 산후관절통, 요통, 이명, 사지무력, 야간빈뇨

🍃 방약 : 상기생5g, 두충5g, 숙지황3g, 계혈등5g, 산수유3g, 구기자5g

🍃 배합 : 신장의 음액이 부족하여 발열감이 있으면 황백5g을 추가한다.

5. 어혈증(瘀血證)

- ● 증상 : 산후 관절통, 관절 굴신장애, 야간 가중, 통증부위 일정
- ● 방약 : 홍화5g, 익모초5g, 단삼5g, 도인3g, 향부3g, 강활5g, 독활 5g
- ● 배합 : ① 부종이 있으면 택사5g, 차전자5g을 추가한다.
  ② 신체가 차면 부자3g을 추가한다.

질 염

개론 여성의 생식기인 질에 세균, 진균 등의 감염으로 염증을 유발한 병변

병인

① 세균 감염: 포두구균, 연구균, 대장간균 감염
② 트리코모나시스 감염
③ 진균 감염
④ 비신허약

감별주의

① 골반염

② 자궁경부암

분류

1. 세균 감염

🍃 증상 : 대하량 증가, 황색 대하, 악취, 질 작열감, 외음부 가려움증, 혹은 하복부 불편감, 혹은 빈뇨, 배뇨통

🍃 방약 : 포공영5g, 금은화5g, 야국화3g, 자화지정5g, 백출5g, 복령 5g, 인진호5g, 어성초5g

🍃 배합 : ① 습열(濕熱)이 심하면 백출을 제거하고, 황백5g을 추가한다.

② 염증이 심하면 어성초7g을 첨가한다.

참고

국화는 재배하는 것이 있고, 야생이 있다. 재배종은 독성이 거의 없으나 야생은 일정의 독성이 있는 것으로 밝혀졌다.

2. 트리코모나시스 감염

🍃 증상 : 대하량 증가, 황색 대하, 소량 거품, 비린내 같은 악취, 질 작 열감, 외음부 가려움증, 혹은 하복부 불편감, 혹은 빈뇨, 배뇨 통, 가슴 답답함

◆ 방약 : 고삼3g, 백부5g, 적작약5g, 의이인7g, 황백5g, 토복령5g, 사상자5g, 비해5g

◆ 배합 : ① 습열(濕熱)이 심하면 황연3g, 황금5g, 택사7g을 추가한다.

② 염증이 심하면 어성초7g을 첨가한다.

3. 진균 감염

◆ 증상 : 심한 가려움증, 긁은 후 궤양형성, 대하량 증가, 백색 대하, 악취 비현저, 혹은 빈뇨, 배뇨통

◆ 방약 : 산약5g, 견실5g, 황백5g, 차전자7g, 토복령5g, 의이인5g, 백과5개

◆ 배합 : ① 습열(濕熱)이 심하면 황연3g, 황금5g, 택사7g을 추가한다.

② 염증이 심하면 어성초7g을 첨가한다.

4. 비신허약(脾腎虛弱)

상기의 병증이 지속적으로 반복되면 비장과 신장의 허약으로 인한 것이므로 그 기능을 증강시키는 한방차를 사용하여 예방한다.

◆ 증상 : 반복적인 재발, 피로, 신체허약, 얼굴초췌, 식욕부진, 혹은 설사

◆ 방약 : 당삼5g, 복령5g, 백출5g, 당귀2g, 숙지황3g, 백작약5g, 산약5g, 두충5g, 구기자5g, 산수유3g, 진피5g, 산사5g

◆ 배합 : ① 양기가 허약하면 녹용을 소량 사용한다.

② 기(氣)가 많이 허약하면 당삼을 인삼으로 바꾼다.

질염 예방법

1. 속내의를 자주 갈아 입고 면으로 된 것을 입는다.
2. 속내의 세탁시 소독후 빨고, 세탁 후에는 태양광선에 말린다.
3. 꽉 끼는 옷을 입지 말고, 음부에 통풍이 잘 되는 재료로 만든 옷을 입는다.
4. 배변 후 항문을 닦을 때 뒤쪽으로 닦는다.
5. 찬 곳에 앉지 말고, 대중 목욕탕, 사우나 찜질방, 수영장 등에서 아무 곳에 앉지 않는다.
6. 과도한 스트레스, 정서적인 불안을 피한다.
7. 강력한 질세척제로 목욕이나 뒷물을 자주 하지 않는다.
8. 치료시 완벽하게 치료하여 재발을 방지한다. 일시적으로 호전된 것은 완치가 아니므로 약 복용중지하지 말 것.

골반염(Pelvic inflammatory)

개론 자궁내막염(endometritis), 난관염(salpingitis) 등을 골반염이라 한다. 치료가 부적절할 경우에는 복막염으로 발전할 수 있고, 생명까지 위협 받을 수 있다.

병인

① 세균 감염 : 포두구균, 연구균, 대장간균 감염
② 트리코모나시스 감염

③ 비위생적인 성교

④ 산후 비위생적인 관리

감별주의

① 충수염

② 장천공

③ 난소낭종

④ 자궁외 임신

분류

A. 급성 골반염

1. 습독침입(濕毒侵入: 전염성 세균 침입)

- 증상 : 고열오한, 하복부 강한 통증, 대량 황색 대하, 악취, 음부 작열감, 구강건조, 황색소변, 변비
- 방약 : 금은화5g, 연교5g, 패장초5g, 단피5g, 산치자3g, 적작약5g, 도인5g, 의이인5g
- 배합 : ① 고열, 오한발열자는 형개5g, 방풍5g, 박하5g을 추가한다.

　　　　② 대변 설사, 악취, 항문 작열감자는 갈근5g, 황금5g, 황연2g을 추가한다.

　　　　③ 변비자는 대황3g을 추가한다.

④ 열독(熱毒)이 심하면 자화지정5g, 포공영5g, 백화사설초 5g을 추가한다.

⑤ 소변장애, 배뇨통이 있으면 택사5g, 차전자5g을 첨가한다.

참고

한의학적으로 습(濕)의 개념은 다양하다. 내부에서 생성된 것도 있지만, 전염성 질병의 감염도 의미한다. 각종 염증성 질환으로 고름, 진물이 많으면 습독 (濕毒), 습열(濕熱) 등으로 인식하였다.

2. 어독조체(瘀毒阻滯: 독으로 어혈이 생겨 자궁이 막힌 증상)

● 증상 : 급성후 말기 증상, 고열후 미열로 존재, 하복부 통증, 끈적이 는 황색 대하, 악취, 구강건조

● 방약 : 단삼5g, 적작약5g, 백작약5g, 도인4g, 패장초5g, 의이인5g, 삼능3g, 아출3g, 천산갑5g, 진피5g, 산사5g, 길경4g

● 배합 : ① 열이 현저히 존재하고 변비가 있으면 포공영5g, 금은화 5g, 대황2g을 추가한다.

② 식욕부진, 설사가 있으면 도인을 빼고, 복령5g을 추가 한다.

③ 요통이 있으면 속단5g, 상기생5g, 산약5g을 추가한다.

3. 정허사입(正虛邪入: 정기가 허약하여 사기가 침입함)

🍃 증상 : 안면초췌, 사지냉한, 발한(發汗), 요통, 대량 황색 대하, 혹은
　　　　악취, 피로

🍃 방약 : 인삼5g, 의이인10g, 패장초5g, 부자3g

🍃 배합 : 설사자는 백출5g, 생강5g을 추가한다.

B. 만성 골반염

1. 기체어혈(氣滯瘀血: 기가 막히고 어혈이 생김)

🍃 증상 : 하복부 통증, 요통, 항문 하수감, 생리시나 노동후 가중, 옆구
　　　　리 불편감, 옅은 흰색 대하

🍃 방약 : 당귀3g, 천궁3g, 적작약5g, 도인3g, 홍화5g, 지각3g, 향부
　　　　4g, 오약4g, 익모초5g

🍃 배합 : 염증이 현저하면 어성초10g을 추가한다.

2. 습열조체(濕熱阻滯: 습과 열로 자궁이 막힘)

🍃 증상 : 하복부 통증, 요통, 항문 하수감, 대량 황색 대하, 악취, 혹은
　　　　저열, 생리불순, 소변황색, 대변무름

🍃 방약 : 시호4g, 지각4g, 백작약5g, 창출5g, 황백4g, 의이인8g,
　　　　우슬5g

🍃 배합 : ① 요통이 있으면 독활5g, 갈근8g, 진구5g을 추가한다.

② 대량 황색 대하, 악취가 심하면 인진호5g, 차전자5g, 토복령5g을 추가한다.

3. 습어호결(濕瘀互結: 습과 어혈이 서로 뭉침)

- 증상 : 하복부 통증, 혹은 요통, 통증부위 일정, 혹은 하복부 종괴, 혹은 대량 황색 대하, 혹은 생리불순, 생리혈 자색, 황색소변, 대변무름
- 방약 : 시호4g, 지각4g, 향부4g, 금은화5g, 연교5g, 생지황5g, 적작약5g, 단삼5g, 홍화5g, 의이인9g, 황백3g
- 배합 : 열독(熱毒)이 있으면 생지황5g, 적작약5g을 추가한다.

4. 한습응체(寒濕凝滯: 한과 습이 같이 뭉침)

- 증상 : 하복부 통증, 혹은 요통, 혹은 냉통, 위장부위 불편감, 추위를 싫어하고 사지가 냉함, 대량 흰색 대하, 생리혈 자색, 혹은 핏덩이
- 방약 : 건강5g, 육계5g, 당귀3g, 천궁4g, 적작약5g, 포황5g, 단삼5g, 홍화5g
- 배합 : 신체가 많이 차면 부자3g을 추가한다.

제4절 | 소아과 질환

주의력 결핍 · 과잉행동 장애

(Attention Deficit · Hyperactivity Disorder, ADHD)

개론 이 질병은 아동기의 행동장애를 말한다. 하나는 주의력 결핍이고, 하나는 과도한 행동을 말한다. 대부분이 충동적인 성격과 학습장애를 가지고 있다. 일반적으로 6세 이전에 발생하고, 학령기(7~12세)에 현저하고, 성장해감에 따라 호전되기도 하고, 소수는 성인이 되어도 그 증상을 가지고 있다.

병인 양의적으로 이 질병의 명확한 원인은 모르고, 중추신경계에 해부적인 결함이 발견되지 않았다. 양, 한의학적인 원인을 비교해보면 아래와 같다.

1. 양의적인 원인

① 생물학적인 요소

② 유전적인 요소

③ 대뇌 외상, 대뇌 기질적인 요소

④ 사회심리적인 요소(가정환경, 임신시 심리 포함)

⑤ 화학적인 요소(흡연, 음식물, 환경오염 포함)

2. 한의학적인 원인

① 간신허약(肝腎虛弱)

② 간기울체(肝氣鬱滯: 간기가 뭉침)

③ 비허생담(脾虛生痰: 비장이 허약하여 담이 생김)

진단

1. 학령기(7~8세)전에 발병하고, 그 증상이 6개월 이상 지속된다.

2. 표준증상 : 아래 증상 중에서 4가지 이상 포함되고, 학습이나 환경
   적응에 영향을 미친다.

① 엄숙해야 하는 장소에서 조용히 하지 못한다.

② 흥분을 잘하고 충동적이다.

③ 다른 학생의 학습에 영향을 끼친다.

④ 어떤 일을 할때 세심하지 못하고, 용두사미로 끝난다.

⑤ 수업이나 업무를 집중해서 하지 못한다.

⑥ 어떤 일의 결과에서 즉답을 원하고, 그렇지 않으면 심리적으로 부
   정적인 반응이 있다.

⑦ 많이 말고, 남이 말하는데 잘 끼어든다.

⑧ 질서와 규율을 지키지 않는다.

⑨ 학습이 어렵고 성적이 나쁘지만 지능저하로 인한 것이 아니다.

⑩ 동작이 어둔하고, 정교하지 못하고, 협조적인 동작에 둔하다.

감별주의

① 정신이상

② 자폐증

③ 히스테리

분류

1. 간신허약(肝腎虛弱)

🍃 증상 : 과거 심하게 놀랜 경험이 있고, 자주 놀래고 겁이 많음, 어지러움, 얼굴초췌, 추위를 많이 타거나 혹은 도한, 혹은 변비, 빈뇨

🍃 방약 : 숙지황2g, 구기자3g, 백작약3g, 당귀2g, 산수유2g, 두충3g, 토사자3g

🍃 배합 : ① 양기가 부족하면 녹용을 소량 첨가한다.

② 식욕저하가 있으면 당삼3g, 백출3g을 추가한다.

2. 간기울체(肝氣鬱滯)

🍃 증상 : 화를 잘냄, 성격이 급함, 불면증

🍃 방약 : 시호2g, 적작약3g, 진피2g, 산조인3g, 용골2g, 귀판3g, 원지2g

🍃 배합 : 변비가 있으면 결명자5g을 추가한다.

3. 비허생담(脾虛生痰)

- 증상 : 식욕부진, 설사, 신체 수척, 혹은 구토, 얼굴창백, 구강에 침
  이 많고 잘 흘림
- 방약 : 당삼3g, 복령3g, 백출3g, 석창포3g, 산약3g, 진피3g, 원지
  2g
- 배합 : 위장 부위가 많이 차면 건강3g을 추가한다.

> **참고**
>
> ADHD는 약물요법, 심리요법, 행동요법 등 다양한 방법을 이용하여 치료한다. 학령기까지 완치되지 않으면 학습부진, 환경적응 장애로 개인적인 불행은 물론 반 사회적인 행동으로 타인에게 피해를 줄 수 있다.

경풍(驚風)

개론 전신적으로 혹은 국소적으로 수 분(分)에서 수 시간 동안 경련과 의식장애를 일으키는 병증, 심한 아이는 반복적으로 지속되기도 한다. 자주 경기를 유발하면 혈관이 수축되어 순환에 장애를 초래하여 대뇌 발육에 영향을 줄 수 있다.

병인

① 외사침입(外邪侵入: 외부에서 나쁜 기운이 침입)

② 간신허약(肝腎虛弱)

③ 담습내성(痰濕內盛: 체내에서 담과 습이 생성)

④ 기혈부족(氣血不足)

⑤ 경풍(驚風: 놀랜 증상)

감별주의

① 간질증

② 소아마비

분류

A. 급경풍(急驚風)

1. 고열경풍(高熱驚風)

🍃 증상 : 고열, 경련, 의식혼미, 기침, 얼굴홍조, 변비, 구강건조, 맥박 증가

🍃 방약 : 연교5g, 금은화5g, 방풍5g, 국화5g, 조구등3g, 천마3g, 황금4g

🍃 배합 : ① 열이 심하면 양약 해열제를 투여한다.

　　　　　② 혼수상태이면 항문으로 투약한다.

2. 담식경풍(痰食驚風: 식체로 유발한 경풍)

- 증상 : 과식 후 발생, 복통, 구토, 변비, 구강에 끈적이는 수분 대량
- 방약 : 지실3g, 신곡4g, 맥아4g, 산사4g, 황금3g
- 배합 : ① 열이 심하면 연교3g을 추가한다.
        ② 혼수상태이면 항문으로 투약한다.

3. 경풍증(驚風證)

- 증상 : 놀랜 후 발병, 불면증, 자주 놀램, 수족경련, 의식혼미, 안면
        청색
- 방약 : 강잠3g, 조구등3g, 천마3g, 인삼2g, 우황0.1g, 용골3g, 모려
        3g
- 배합 : ① 우황청심환을 대용으로 복용해도 된다.
        ② 혼수상태이면 항문으로 투약한다.

B. 만경풍(慢驚風)

1. 간승범비(肝昇犯脾: 간의 기가 강해서 비장을 극함)

- 증상 : 자주 수족 경련, 사지냉한, 얼굴청색, 식욕부진, 혹은 설사,
        불면증, 화를 잘냄
- 방약 : 인삼2g, 백출3g, 복령3g, 산약4g, 백작약3g, 천마3g, 생강2
        쪽, 시호3g, 적작약3g, 지각2g

2. 비신허약(脾腎虛弱)

- 증상 : 사지냉한, 얼굴창백, 식욕부진, 설사, 잘 놀램, 겁이 많음
- 방약 : 인삼2g, 백출3g, 복령3g, 산약4g, 백작약3g, 천마3g, 생강2쪽, 두충3g, 토사자3g, 숙지황2g, 구기자3g, 산사4g

3. 음허화왕(陰虛火旺)

- 증상 : 오래된 병력, 발육저하, 정서불안, 잦은 경련, 신체 수척, 토끼변, 수족발열, 겁이 많음, 불면증, 수면후 식은땀
- 방약 : 숙지황2g, 산약3g, 택사4g, 단피3g, 산수유2g, 복령3g, 황백3g
- 배합 : ① 음허 발열이 많으면 지모3g을 추가한다.
  ② 식욕부진 증상이 있으면 산사3g을 추가한다.

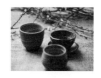

식욕부진

개론 어떤 원인으로 인해 식사량 감소, 편식하는 증상

병인 어린이의 식욕부진은 여러 가지 원인이 있는데, 양·한의학적으로 분석해 보면 아래와 같다.

1. 양의적인 원인

① 식전 과도한 운동-식욕중추억제

② 불규칙적인 식사

③ 미량원소 부족: 아연, 구리, 철분, 칼슘-체내효소의 비활성

④ 운동부족-에너지 대사량 부족

⑤ 심리적인 원인-스트레스

⑥ 기생충병 혹은 특수한 질병

2. 한의학적인 원인

① 비위허약(脾胃虛弱)-소화기능 장애

② 간기울체(肝氣鬱滯)-스트레스

③ 기혈부족(氣血不足)-신체허약

④ 신양부족(腎陽不足)

감별주의

① 거식증
② 약물성 식욕부진

분류

1. 비위허약(脾胃虛弱)

- 증상 : 식욕부진, 안면초췌, 신체수척, 무기력, 대변무름, 자주 복통
  호소
- 방약 : 당삼3g, 백출3g, 복령3g, 진피3g, 산사3g, 맥아3g, 생강
  3쪽
- 배합 : 복통이 있으면 오매3g을 첨가한다.

2. 간기울체(肝氣鬱滯)

- 증상 : 식욕부진, 신경질 적이고 화를 잘 냄, 불면증
- 방약 : 시호3g, 백작약3g, 당귀2g, 당삼3g, 백출3g, 복령3g, 진피
  3g, 산사3g, 맥아3g
- 배합 : 열증이 있으면 백작약을 적작약3g으로, 진피를 지각3g으로
  바꾼다.

3. 기혈부족(氣血不足)

- 증상 : 식욕부진, 전신무력, 정신피폐, 어지러움증, 안면창백
- 방약 : 당삼3g, 백출3g, 복령3g, 당귀2g, 백작약2g, 숙지황2g, 진피3g, 산사3g, 맥아3g
- 배합 : 몸이 차면 황기3g을 배합한다.

4. 신양부족(腎陽不足)

- 증상 : 식욕부진, 추위를 많이 탐, 발육저조, 겁이 많음, 사지 냉한
- 방약 : 숙지황2g, 구기자3g, 산수유3g, 두충3g, 토사자3g, 산사3g
- 배합 : 양기가 많이 허약하면 녹용을 소량 첨가한다.

제5절 │ 기타 질환

피부 가려움

개론 각종 원인으로 인해 피부 가려움증, 심한 사람은 많이 긁어서 염증을 유발하기도 한다.

병인

① 풍사침입(風邪侵入: 외부에서 나쁜 기운 침입)

② 습열증(濕熱證: 일종의 전염성 질환)

③ 대장열(大腸熱)

④ 비위허약(脾胃虛弱)

⑤ 진액(津液) 부족

감별주의

① 화학 물질성

② 이, 벼룩 등으로 인한 가려움증

1. 풍사침입(風邪侵入)

- ● 증상 : 갑작스런 가려움증, 혹은 안면부종, 콧물, 혹은 오한발열
- ● 방약 : 방풍3g, 자소4g, 금은화5g, 연교5g, 길경3g, 상엽5g, 국화5g
- ● 배합 : 발열감이 없으면 금은화, 연교, 상엽, 국화를 제거하고, 생강 3g, 총백5g을 추가한다.

2. 습열증(濕熱證)

- ● 증상 : 피부 가려움, 환부 진물, 부종, 혹은 신체 발열감, 신체 무거 운 감, 대변 무름, 혹은 변비, 혹은 식욕부진
- ● 방약 : 창출5g, 황백5g, 의이인5g, 금은화5g, 인진호5g, 택사7g, 우 슬5g
- ● 배합 : 국소 염증이 있으면 어성초6g을 추가한다.

3. 대장허증(大腸虛證)

- ● 증상 : 피부가려움증, 환부 진물, 대변건조, 변비, 혹은 설사, 요통, 식사·음주와 유관
- ● 방약 : 당삼5g, 백출5g, 복령5g, 산사5g, 맥아5g, 지각5g, 산약5g
- ● 배합 : ① 열증과 변비가 있으면 황백5g, 결명자8g을 추가한다.
  ② 설사가 있으면 율무10g을 추가한다.

4. 폐열(肺熱)

- 증상 : 주로 배부(背部)에 피부가려움증, 장기간 흡연 혹은 나쁜 공기 호흡, 가래다량, 감기에 잘 걸림
- 방약 : 황금3g, 상엽5g, 죽력5ml, 길경3g, 오미자3g
- 배합 : ① 감기가 있으면 어성초5g을 추가한다.

  ② 감기에 자주 걸리면 황기3g, 동충하초3g을 추가한다(감기가 없을 시 복용).

  ③ 끈적이는 가래가 많으면 사삼3g, 맥문동3g을 추가한다.

> 참고
>
> 한의학에서는 아토피 피부염을 대장과 폐의 허약으로 인식하고 있다. 폐와 대장은 오행(五行)에서 모두 금(金)에 해당되는 장기이고, 대사후 형성된 배설물(이산화탄소와 대변)을 배출시키는 장기이다. 배설에 장애가 있어 독이 체내에 잔류하여 생긴 것으로 인식한다. 대장 허약으로 인한 아토피는 전신에 많이 발병하고, 폐 허약으로 인한 것은 배부(背部)에 병변이 많이 유발한다.

5. 폐기허약(肺氣虛弱)

- 증상 : 호흡 촉박, 호흡 무력, 목소리 무력, 감기에 잘 걸림 혹은 힘없는 기침
- 방약 : 인삼5g, 동충하초3g, 사삼5g, 길경5g, 오미자3g
- 배합 : ① 기침을 하면 은행5개, 패모5g을 추가한다.

  ② 식욕이 없으면 산사5g을 첨가한다.

비연(鼻淵)

개론 비연은 한의학적인 단어이고, 현대적인 용어로 한다면 비염, 축농증, 콧물이 많은 증상 등이라 말할 수 있다. 코가 막히면 답답하고, 호흡장애, 두통, 집중곤란 등의 증상이 있다.

병인

① 외사침입(外邪侵入: 외부에서 사기가 침입)
② 습열내성(濕熱內盛: 습과 열이 신체내에서 발생)
③ 폐기허약(肺氣虛弱)
④ 비기허약(脾氣虛弱)

감별주의

비강암

분류

1. 폐경풍열(肺經風熱: 폐에 풍열 사기가 들어옴)

🍃 증상 : 황색콧물, 코막힘, 후각 감퇴, 오한발열, 두통, 혹은 기침가래
🍃 방약 : 황금3g, 박하3g, 연교3g, 창이자3g, 신이3g, 국화5g, 어성초7g
🍃 배합 : 끈적이는 가래가 많으면 죽력5ml를 추가한다.

2. 담낭습열(膽囊濕熱: 담낭에 습열이 뭉침)

- 증상 : 황색콧물, 코막힘, 후각 감퇴, 강한두통, 발열감, 입씀, 구강 건조, 이명, 성격이 급하고 화를 잘냄
- 방약 : 시호4g, 황금3g, 적작약5g, 택사5g, 차전자5g, 창이자3g, 신이3g, 국화5g, 어성초7g, 상엽5g
- 배합 : 끈적이는 가래가 많으면 죽력5ml를 추가한다.

3. 비위습열(脾胃濕熱: 비, 위장에 습열이 뭉침)

- 증상 : 대량 황색콧물, 코막힘, 후각 감퇴, 두통, 위장불편감, 식욕부진, 대변무름
- 방약 : 황금3g, 복령5g, 저령5g, 의이인5g, 신이3g, 백지5g
- 배합 : ① 끈적이는 가래가 많으면 죽력5ml를 추가한다.
  ② 염증이 있으면 어성초7g을 추가한다.

4. 폐기허한(肺氣虛寒)

- 증상 : 흰색콧물, 코막힘, 후각 감퇴, 찬바람 쐬면 가중, 찬바람 혐오, 기침, 가래, 피로
- 방약 : 인삼3g, 형개3g, 길경4g, 오미자3g, 동충하초3g
- 배합 : 가래가 많으면 진피3g, 세신3g을 추가한다.

5. 비기허약(脾氣虛弱)

- 증상 : 흰색 혹은 황색콧물, 코막힘, 후각 감퇴, 피로, 식욕부진, 설
사, 얼굴초췌
- 방약 : 당삼5g, 백출5g, 산약5g, 복령5g, 진피3g, 연자5g, 의이인
5g, 백지3g
- 배합 : 식욕부진이 심하면 산사5g, 맥아5g을 추가한다.

> 참고 비염에는 창이자, 신이, 세신을 많이 사용하는데, 이들은 모두 약한 독성
> 이 있어 장기간 사용하지 않는다.

치 질

개론 항문의 내외에 생기는 질병을 말한다. 내부에 생긴 것을 내치
(內痔)라고 하고, 외부에 생긴 것을 외치(外痔)라 한다. 외치는 밖으로 돌
출되고 통증이 심하기 때문에 진단이 쉬우나 내치는 내부에 있고 통증이
없는 경우도 있어 진단에 어려운 경우도 있다.

병인

① 풍열하주(風熱下注: 풍열의 사기가 아래로 들어감)

② 습열하주(濕熱下注: 습열이 아래에 뭉침)

③ 중기부족(中氣不足: 비, 위장의 기가 허약)

감별주의

① 대장암

② 이질

③ 궤양성 대장염

분류

1. 풍열증(風熱證)

🍃 증상 : 돌연 발병, 신체발열, 기침, 선홍색 혈변, 변비, 구강건조, 상
호흡기 감염과 유관

🍃 방약 : 금은화5g, 연교5g, 어성초7g, 생지황3g, 적작약5g, 결명자
7g

🍃 배합 : ① 열이 심하면 황금5g을 추가한다.

② 변비가 심하면 알로에3g을 첨가한다.

2. 습열증(濕熱證)

- 🍵 증상 : 장기간 열성음식(고추, 술, 인삼, 녹용, 커피 등) 섭취, 항문
  작열감, 변비, 혹은 아토피 피부염, 혹은 요통
- 🍵 방약 : 당삼2g, 반하3g, 백출3g, 복령5g, 지각5g, 황백5g, 지유3g,
  포공영5g
- 🍵 배합 : ① 열이 심하면 연교3g을 추가한다.
  ② 변비가 심하면 알로에3g을 첨가한다.

3. 어혈증(瘀血證)

- 🍵 증상 : 오래된 치질, 항문 부종, 검붉은 혈변
- 🍵 방약 : 도인3g, 당귀3g, 홍화5g, 천궁3g, 적작약5g, 생지황5g, 단
  피3g, 황백3g, 지유3g
- 🍵 배합 : ① 통증이 심하면 삼칠3g을 추가한다.
  ② 변비가 심하면 알로에3g을 첨가한다.

4. 비위허약(脾胃虛弱)

- 🍵 증상 : 오래된 치질, 피로, 항문 하수감, 분홍색 혈변, 대변 무름, 식
  욕부진
- 🍵 방약 : 당삼2g, 백출3g, 복령5g, 산약5g, 지각5g, 승마5g, 시호5g,
  황금4g, 지유3g

● 배합 : ① 기(氣)가 많이 허약하면 황기5g을 추가한다.

　　　　② 혈압이 높으면 지각을 제거한다.

참고　　치질은 약 복용도 중요하지만 평소 위생, 식생활, 습관도 아주 중요하다. 배변후 청결한 물로 세척하고, 열성(熱性) 음식, 음주를 삼간다. 또한 1일 1회 배변하도록 노력한다.

고지질혈증

개론 혈액 내의 지질 함량이 정상범위보다 초과한 증상. 지질이 많으면 동맥경화증을 유발하여 심근경색, 뇌경색 등의 병변을 초래할 수 있어 위험한 병증이다.

병인

① 비신허약(脾腎虛弱)

② 담습내성(痰濕內盛: 담과 습이 체내에 많이 형성됨)

③ 어혈증(瘀血證)

④ 간기울체(肝氣鬱滯: 간의 기가 뭉친 것)

① 갑상선 기능저하증
② 부신항진

분류

1. 비신허약(脾腎虛弱)

- 증상 : 고지질혈증, 피로, 요통, 이명, 어지러움, 신체허약
- 방약 : 하수오5g, 황정5g, 상기생5g, 구기자5g, 산사5g
- 배합 : ① 신체가 허약하면 당삼5g, 백출5g을 추가한다.
　　　　② 추위를 많이 타면 두충5g, 토사자5g을 추가한다.

2. 담습내성(痰濕內盛)

- 증상 : 고지질혈증, 비만, 위장부위 불편감, 신체 무거움, 소화장애,
　　　　대변무름
- 방약 : 인진5g, 택사5g, 하엽7g, 진피5g, 후박3g
- 배합 : ① 비장이 허약한 증상이 있으면 당삼3g, 반하3g을 추가한다.
　　　　② 습열 증상이 있으면 황연2g을 추가한다.

3. 어혈증(瘀血證)

- 증상 : 고지질혈증, 혹은 비만, 신체 무거움, 신체 통증, 야간 가중,
　　　　혹은 사지 저린감

🍃 방약 : 하수오5g, 구기자5g, 산사5g, 단삼5g, 당귀2g, 천궁2g

🍃 배합 : 기체증상이 있으면 진피3g을 추가한다.

4. 간기울체(肝氣鬱滯)

🍃 증상 : 고지질혈증, 이지러움, 옆구리 불편감, 성격이 급하고, 화를 잘냄

🍃 방약 : 시호3g, 결명자7g, 당귀2g, 울금3g, 산사5g, 진피3g

🍃 배합 : 변비가 심하면 진피를 지각3g으로 바꾼다.

비 만

개론 정상 체중보다 뚱뚱한 증상. 특수한 병증이 없으면 비만은 질병으로 분류하지 않는다. 그러나 비만은 각종 질병의 원인이 되고, 심지어 생명에 위험이 있으므로 질병으로 분류해야 마땅할 것이다.

병인 비만의 원인은 다양하다, 그 기전을 양, 한의학적으로 알아보면 아래와 같다.

1. 양의학적인 측면

① 유전과 환경적인 측면

② 물질대사와 내분비 이상

③ 섭취과다, 운동부족

④ 지방세포의 증가와 비대

⑤ 심리장애

⑥ 생활습관 비정상

2. 한의학적인 측면

① 비신허약(脾腎虛弱)-내분비 등

② 간기울체(肝氣鬱滯)-심리성

③ 담습내성(痰濕內盛: 체내에서 담과 습이 많이 발생)-지방세포의 증가와 비대

진단

1. BMI 법

공 식 : 체중(kg)÷신장(m)^2

저체중 : 18.5 이하

정 상 : 18.5~23

과체중 : 23 이상

예) 체중 80kg/키180, 80÷1.8^2=22.2

2. 표준체중

공식 : (신장(cm)−100)×0.9

10% 초과 : 경미한 비만

20% 초과 : 중증 비만

30% 초과 : 과대비만

예) 체중 80kg/키180, (180−100)×0.9=72, 약 10% 초과

3. 영상진단기기 촬영−초음파, CT, MRI

감별주의

① 갑상선 기능 저하증

② 부신항진

③ 인슐린 분비 항진

④ 뇌성비만−성기능 감퇴, 성장호르몬 과다분비

⑤ 약물성

분류

1. 비신허약(脾腎虛弱)

🍃 증상 : 비만, 피로, 사지무력, 혹은 전신부종, 요통, 사지냉한, 핍뇨, 혹은 대변이상

🍃 방약 : 당삼5g, 복령5g, 백출5g, 숙지황3g, 구기자5g, 두충5g, 토사자5g, 산사5g

● 배합 : 고지질혈증이면 하수오5g, 택사5g, 하엽5g을 추가한다.

2. 간기울체(肝氣鬱滯)

● 증상 : 비만, 성격이 급하고, 화를 잘냄, 가슴·옆구리 부위 불편감, 혹은 식욕항진, 불면증, 어지러움증, 생리불순

● 방약 : 시호4g, 적작약5g, 당귀2g, 단피3g, 지각3g, 구기자5g, 산사5g, 숙지황3g

● 배합 : 고지질혈증이면 하수오5g, 택사5g, 하엽5g을 추가한다.

3. 담습내성(痰濕內盛)

● 증상 : 비만, 전신무력, 혹은 전신부종, 대변무름, 구강에 수분 과다, 혹은 순환장애

● 방약 : 택사7g, 반하3g, 후박3g, 진피3g, 산사5g, 결명자5g

● 배합 : 고지질혈증이면 하수오5g, 하엽5g을 추가한다.

암증(癌症)

개론 심리, 음식, 환경, 노동 등, 각종 원인으로 인해 인체 조직의 세포가 비정상적으로 비대해지는 증상.

병인

① 정기허약(正氣虛弱)
② 심리장애
③ 식이 부조화
④ 과도한 노동
⑤ 음사침입(淫邪侵入)
⑥ 선천부족(先天不足)

감별주의

① 적취(積聚)
② 외상성 부종

분류

A. 폐암

1. 담습울폐(痰濕鬱肺: 담과 습이 폐를 막음)

● 증상 : 기침, 객담(끈적이는 가래), 가슴답답함, 흉통, 식욕부진, 설사, 피로

🍃 방약 : 반하3g, 진피5g, 복령5g, 괄루5g, 해백5g, 정력자3g, 대추3
　　　　개, 계내금5g, 산사5g

🍃 배합 : ① 식욕부진과 피로가 심하면 당삼5g, 백출5g을 첨가한다.
　　　　② 가래가 황색이고, 배출이 힘들면 황금5g, 어성초5g을 첨
　　　　　 가한다.
　　　　③ 흉통이 심하면 울금5g, 천궁5g, 연호색5g을 첨가한다.

2. 기체어혈(氣滯瘀血: 기와 혈이 뭉침)

🍃 증상 : 기침이 시원하지 않음, 가슴답답함, 일정한 장소에 찌르는 듯
　　　　한 흉통, 기침, 혈담

🍃 방약 : 도인5g, 홍화5g, 당귀3g, 천궁5g, 백작약5g, 숙지황3g, 진
　　　　피5g, 반하5g, 복령5g, 단피5g, 향부5g, 연호색5g

🍃 배합 : ① 출혈증상이 있으면 삼칠3g, 포황3g, 선학초5g, 천초5g을
　　　　　 첨가한다.
　　　　② 음허로 인해 발열 증상이 있으면 사삼5g, 생지황5g, 지모
　　　　　 5g을 첨가한다.
　　　　③ 피로와 식욕부진 증상이 있으면 황기5g, 당삼5g, 백출5g
　　　　　 을 첨가한다.

3. 음허발열(陰虛發熱: 음이 부족해서 열이 발생함)

🍃 증상 : 기침, 무담(無痰), 혹은 혈담, 심하면 혈담이 멈추지 않음, 흉

통, 가슴답답함, 저열, 도한, 구강건조 · 갈증, 변비

- 방약 : 사삼5g, 맥문동5g, 옥죽5g, 상엽5g, 금은화5g, 야국화5g, 포공영5g, 자화지정5g

- 배합 : ① 출혈이 심하면 생지황5g, 백모근5g, 선학초5g, 삼칠3g, 천초5g을 첨가한다.

  ② 변비가 심하면 괄루인5g, 도인5g을 첨가한다.

  ③ 도한이 심하면 지모5g, 황백5g, 지골피5g을 첨가한다.

참고 　 이외에 상기의 처방에 항암작용이 있는 용계, 촉양천(蜀羊泉), 초하거, 천문동, 백화사설초, 반지련 등을 배합한다.

B. 간암

1. 기체어혈(氣滯瘀血: 기와 혈이 뭉침)

- 증상 : 옆구리에 종괴, 옆구리의 불편감, 야간가중, 식욕부진, 복부팽만, 대변이상, 피로

- 방약 : 대황3g, 당귀3g, 도인5g, 홍화5g, 천산갑5g, 괄루5g, 시호5g, 당삼5g, 복령5g, 백출5g, 산사5g, 별갑5g

- 배합 : ① 피로가 심하면 대황을 제거한다.

  ② 저열이 있으면 청호5g을 첨가한다.

  ③ 통증이 있으면 청피5g, 천련자3g을 첨가한다.

2. 습열내성(濕熱內盛: 습열이 체내에서 많이 발생함)

- 증상 : 옆구리에 종괴, 옆구리에 찌르는 듯한 통증, 신체·안구 황달, 가슴답답함, 화를 잘냄, 구강건조, 입씀, 복부팽만, 식욕부진
- 방약 : 인진5g, 치자3g, 대황5g, 당귀3g, 천궁5g, 도인5g, 홍화5g, 오령지5g, 연호색5g, 단피5g, 적작약5g, 오약5g, 향부5g, 지각5g
- 배합 : ① 종괴가 딱딱하면 삼능3g, 아출3g을 첨가한다.
  ② 설사가 심하면 대황의 양을 줄인다.
  ③ 복부팽만이 심하면 목향5g, 대복피5g을 첨가한다.

3. 비위허약(脾胃虛弱)

- 증상 : 상복부 종괴, 누르면 통증 가중, 복부팽만, 몸이 무거움, 식욕부진, 피로, 설사, 부종
- 방약 : 당삼5g, 백출5g, 복령5g, 당귀3g, 천궁5g, 적작약5g, 아출3g, 연호색5g, 대황3g, 빈낭3g, 정력자3g, 진피5g, 대복피5g, 육계5g, 대추3개, 산사5g
- 배합 : ① 기가 허약하고, 부종이 심하면 황기10g을 첨가한다.
  ② 구역질이 심하면 반하3g, 생강3쪽, 죽여5g을 첨가한다.
  ③ 설사가 심하면 대황을 빼고, 창출5g, 편두5g을 첨가한다.
  ④ 황달이 심하면 인진5g, 금전초5g을 첨가한다.

4. 간신허약(肝腎虚弱)

🌿 증상 : 옆구리에 은은하고, 지속적인 통증, 복부팽만, 복부 정맥혈관
　　　　선명함, 가슴답답함, 저열, 도한, 식욕부진, 신체마름, 어지러
　　　　움, 토혈·변혈, 변비

🌿 방약 : 숙지황3g, 산약5g, 산수유3g, 시호5g, 백작약5g, 산치자3g,
　　　　단피3g, 복령5g, 택사7g, 산조인5g, 별갑5g, 여정자5g, 한
　　　　련자5g, 산사5g

🌿 배합 : ① 저열, 구강건조 증상이 있으면 은시호5g, 청호5g을 첨가
　　　　　　한다.
　　　　② 출혈증상이 있으면 백급5g, 선학초5g, 백모근5g을 첨가
　　　　　　한다.

> 참고
> 　　　이외에 상기의 처방에 항암작용이 있는 팔월찰(八月札), 섬수피, 산자고,
> 토복령, 천화분, 생의이인, 천문동 등을 배합한다.

C. 위암

1. 간위불화(肝胃不和: 간과 위장이 서로 균형을 이루지 못함)

🌿 증상 : 상복부 팽만·통증, 양측 옆구리까지 통증, 연하곤란, 구토,
　　　　트림, 가슴답답함, 입씀, 식욕부진

🌿 방약 : 시호5g, 향부5g, 지각5g, 선복화5g, 대자석3g, 천궁5g, 백
　　　　작약5g, 진피5g, 대추5개, 복령5g, 백출5g, 산사5g

🍃배합 : ① 변비가 심하면 대황5g, 빈낭5g을 첨가한다.

② 체내에 열이 있으면 황연2g, 치자3g, 황금5g을 첨가한다.

2. 어혈내결(瘀血內結)

🍃증상 : 상복부에 찌르는 듯한 통증, 상복부 종괴, 누르면 통증 가중, 토혈·변혈, 피부 암흑색

🍃방약 : 생포황5g, 오령지5g, 도인5g, 홍화5g, 당귀3g, 적작약5g, 생지황5g, 천궁5g, 백화사설초5g, 반지련5g, 로봉방5g, 선학초5g

🍃배합 : ① 음허증상이 있으면 사삼5g, 맥문동5g, 여정자5g, 한련초5g을 첨가한다.

② 기의 허약으로 심계, 불면증 등의 증상이 있으면 황기5g, 산조인5g, 복신5g을 첨가한다.

3. 담습조체(痰濕阻滯: 담과 습이 기의 흐름을 막음)

🍃증상 : 상복부 종괴·팽만, 상복부 답답함, 혹은 은은한 통증, 담연(痰涎) 구토, 얼굴이 누렇게 뜸, 대변 무름

🍃방약 : 창출5g, 복령5g, 진피5g, 청피5g, 향부5g, 목향5g, 아출3g, 빈낭5g, 천궁5g, 담남성3g, 패모5g, 생의이인5g, 반하5g

🍃배합 : ① 속이 냉해서 구토하면 인삼5g, 고량강5g을 첨가한다.

4. 비위양허(脾胃陽虛)

- 증상 : 상복부 은은한 통증, 따뜻한 것과 마사지를 좋아함, 구토(혹
  은 식사 장시간 경과후 물같은 액체 구토), 얼굴창백, 혹은 사
  지냉한, 피로, 부종, 묽은 대변

- 방약 : 건강5g, 당삼5g, 백출5g, 진피5g, 복령5g, 반하3g, 오수유
  3g, 정향5g, 산사5g

- 배합 : ① 통증이 심하면 오령지5g, 고량강5g, 삼능3g을 첨가한다.
  ② 기가 많이 허약하고, 부종이 심하면 황기5g을 첨가한다.

5. 위장음허(胃臟陰虛)

- 증상 : 상복부 작열감, 구역질, 식후통증 가중, 구강건조, 가슴답답
  함, 손 · 발바닥 발열, 변비, 혹은 혈변

- 방약 : 사삼5g, 맥문동5g, 옥죽5g, 생지황5g, 백작약5g, 지모5g,
  죽여5g, 황연1g

참고

이외에 상기의 처방에 항암작용이 있는 반지련, 백화사설초, 석타천(石打穿), 하고초, 생의이인, 위령선, 북사삼, 계내금 등을 배합한다.

D. 췌장암

1. 습사내조(濕邪內阻)

- 증상 : 상복부답답함 · 은은한 통증, 신체 · 안구 황달, 식욕부진, 피로, 구역질, 설사
- 방약 : 백출5g, 저령5g, 복령5g, 택사5g, 계지5g, 인진5g, 진피5g, 반하3g, 석견천(石見穿)5g
- 배합 : ① 비장의 양기가 허약하면 오수유3g, 건강3g을 첨가한다.
  ② 습열이 있으면 곽향5g, 황금5g, 의이인5g을 첨가한다.

2. 기체혈어(氣滯血瘀: 기와 혈이 뭉침)

- 증상 : 상복부 한 부위에 지속적인 창만, 환부에 종괴 존재, 안면 암흑색, 신체마름, 구역질, 구토, 트림
- 방약 : 오령지5g, 적작약5g, 당귀3g, 홍화5g, 도인5g, 향부5g, 오약5g, 연호색5g, 천궁5g, 지각5g, 천산갑5g, 팔월찰(八月札)5g, 패모5g, 삼능3g, 아출3g
- 배합 : ① 병이 오래되고 식욕부진과 피로가 심하면 오령지를 빼고, 백출5g, 복령5g, 당삼5g, 진피5g을 첨가한다.
  ② 복부팽만 증상이 심하면 침향5g, 대복피5g을 첨가한다.

3. 간담습온(肝膽濕溫)

🍃 증상 : 옆구리 창만·통증, 신체·안구 황달, 번조(煩燥), 가슴답답
함, 발열, 식욕부진, 구역질, 변비

🍃 방약 : 인진5g, 단피5g, 치자3g, 적작약5g, 패모5g, 청피5g, 택사
5g, 진피5g, 내황3g, 백화사설초5g, 토복령5g, 수분초5g,
호장5g

🍃 배합 : ① 어혈이 있으면 도인5g, 홍화5g, 아출3g을 첨가한다.

② 황달이 현저하고, 열이 있으면 금전초5g, 울금5g을 첨가
한다.

4. 기혈허약(氣血虛弱)

🍃 증상 : 상복부 은은한 통증·종괴, 식욕부진, 피로, 신체마름, 안색
황색

🍃 방약 : 당삼5g, 백출5g, 복령5g, 당귀3g, 백작약5g, 숙지황3g, 천
궁5g, 생강3쪽, 대추3개, 육계5g, 별갑5g, 패모5g, 천산갑5g

🍃 배합 : ① 비허(脾虛)로 습이 많으면 의이인5g, 사인3g, 진피5g, 반
하3g을 첨가한다.

② 음허증상이 있으면 생지황5g, 북사삼5g, 석곡5g을 첨가
한다.

참고 이외에 상기의 처방에 항암작용이 있는 초하거, 귀전우, 야국화, 반지련, 당삼, 백출 등을 배합한다.

E. 대장암

1. 습열내온(濕熱內蘊)

- 증상 : 복부통증, 농혈변, 이급후중(裏急後重: 배변이 급하고, 배변후 통증이 심함), 경미한 발열, 항문 작열감
- 방약 : 백두옹5g, 황백5g, 황연2g, 진피(秦皮)5g, 목향5g, 후박5g, 창출5g, 적작약5g, 패장초5g, 의이인7g, 마치현5g
- 배합 : ① 통증이 옆구리까지 있으면 시호5g, 울금5g을 첨가한다.
  ② 변비가 심하면 대황3g을 첨가한다.
  ③ 혈변이 있으면 지유탄5g, 형계탄5g, 삼칠3g을 첨가한다.

2. 혈어조기(血瘀阻氣: 어혈이 기의 순환을 막음)

- 증상 : 복통 · 팽만, 암흑색 농혈변, 발열, 구강건조, 이급후중(裏急後重: 배변이 급하고, 배변후 통증이 심함)
- 방약 : 금은화5g, 백지5g, 패모5g, 방풍5g, 진피5g, 천산갑5g, 조각자5g, 당귀3g, 적작약5g, 유향5g, 몰약5g
- 배합 : ① 복부가 딱딱하고 통증이 심하면 지실3g, 빈낭5g을 첨가한다.
  ② 배변이 힘들면 대황5g, 도인5g을 첨가한다.

③ 열이 심하면 단피5g, 생지황5g을 첨가한다.

3. 비위허한(脾胃虛寒)

- 증상 : 복부 은은한 통증, 복부 종괴, 암흑색 변혈, 안면 위황(萎黃), 사시냉한, 변당(便溏), 피로
- 방약 : 복용간5g, 부자5g, 백출5g, 생지황5g, 아교5g, 황금5g
- 배합 : ① 이급후중(裏急後重)이 심하면 목향5g, 빈낭5g, 백작약5g 을 첨가한다.

② 변혈이 심하면 애엽7g, 지유탄5g을 첨가한다.

③ 설사가 심하면 생강5쪽, 의이인7g을 첨가한다.

4. 비허하함(脾虛下陷: 비장의 기가 허약해서 장기가 아래로 내려앉거나 심하게 설사함)

- 증상 : 복부가 아래로 내려앉는 느낌, 심한 설사, 심하면 탈항, 피로, 식욕부진
- 방약 : 당삼5g, 백출5g, 복령5g, 진피5g, 황기5g, 승마5g, 시호5g, 당귀3g
- 배합 : ① 출혈이 있으면서 가슴두근거림과 불면증이 있으면 산조인 5g, 애엽5g, 측백엽5g을 첨가한다.

② 호흡이 촉박하고, 땀이 많이 나면 홍삼5g, 맥문동5g, 오미 자5g을 첨가한다.

참고

이외에 상기의 처방에 항암작용이 있는 진피(秦皮), 백두옹, 아담자, 천화분, 지금초(地錦草), 지유 등을 배합한다.

주의사항

① 조기진단을 위해 정기적으로 신체검사를 실시한다.

② 평소 건강한 심리를 유지하고, 불량한 습관(과도한 음주, 흡연 등)을 개선한다.

③ 자극적인 음식과 유해한 음식을 피한다.

④ 각종 오염에 노출을 주의한다.

⑤ 발병 후에도 건강을 회복할 수 있다는 긍정적인 사고를 가진다.

참고문헌

1. 중의학기초, 상해과학기술출판사
2. 중의학진단, 상해과학기술출판사
3. 중약학, 상해과학기술출판사
4. 방제학, 상해과학기술출판사
5. 중의학 내과, 중국중의약출판사, 전득록 외 다수
6. 중약임상신용, 인민위생출판사, 왕휘무 외 다수
7. 중약약리와 임상응용, 화하출판사, 채영민 외 다수
8. 중의외과, 상해과학기술출판사
9. 중의 부인과, 인민위생출판사, 유민여 외 다수
10. 중의외과치료대성, 하북과학기술출판사, 왕패 외 다수
11. 현대중의치료학, 사천과학기술출판사, 곽자광 외 다수
12. 중의내과학, 귀주과기출판사, 전득록 외 다수
13. 그림으로 설명한 병리학, 고려의학, 이중달
14. 웰빙한방차, 한올출판사. 김용현
15. 중의학 박사가 쓴 난치병 치료법, 한올출판사. 김용현

김용현

🍃 저/자/약/력

- 북경중의약대학 중의과 학사 졸업
- 북경중의약대학 내과학 석사 졸업
- 북경중의약대학 내과학 박사 졸업
- 전 대구대학교 재활과학대학 외래교수
- 전 대구한의대학교 스포츠의학과 외래교수
- 전 아시아대학교 한약자원학과 겸임교수
- 전 대구보건대학 물리치료학과 외래교수
- 전 김천대학 외래교수
- 대구한의대학교 평생교육원 객원교수
- makogly@hanmail.net

🍃 저/서

- 「웰빙한방차」, 한올출판사
- 「중의학 박사가 쓴 임상한방차」, 한올출판사
- 「의사도 모르는 난치병 치료법」, 한올출판사
- 「신본초학」, 한올출판사
- 「임상경락학」, 한올출판사

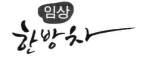

2015년 1월 10일 초판 1쇄 인쇄
2015년 1월 15일 초판 1쇄 발행

저　　자 │ 김 용 현
펴 낸 이 │ 임 순 재
펴 낸 곳 │ 한올출판사
등록번호 │ 제 11-403호
주　　소 │ 서울시 마포구 성산동 133-3 한올빌딩 3층
전　　화 │ (02) 376-4298(代)
팩　　스 │ (02) 302-8073

정　　가 │ 15,000원

홈페이지 │ www.hanol.co.kr
E-mail │ hanol@hanol.co.kr

- ISBN: 979-11-5685-041-0